AIZHENG MIANMIANGUAN

癌症面面观

主　编　万鸿尧

副主编　李　薇　刘海雄　陈昌平

编　委（按姓氏笔画排序）

　　　　万鸿尧　刘海雄　李　薇　李金富

　　　　陈玉芳　陈昌平　胡　杰　戚家献

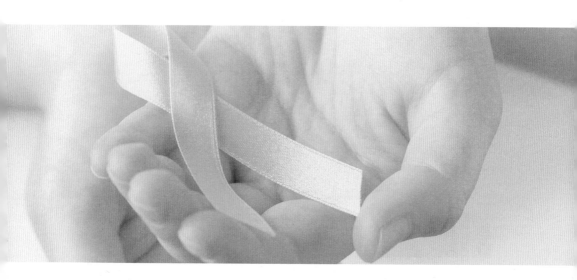

复旦大學 出版社

副主编简介

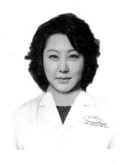

李　薇　瑞士洛伊克巴德生物实验室博士研究员。

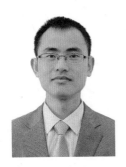

刘海雄　中科院上海生命科学研究院发育生物学博士；美国德州大学休斯敦医学中心和布拉斯加大学医学中心博士后；中国无锡干细胞实验室项目负责人；上海洛伊克巴德门诊医学部副主任。

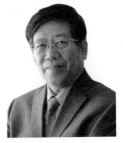

陈昌平　美国约翰·霍普金斯大学公共卫生硕士、理学硕士，南加利福尼亚大学教授，加利福尼亚医学诊断中心院长；美国核医学资深专家。

序

长期以来健康问题一直是人们最关心的话题之一。在环境污染严重、工作和生活节奏加快的今天，人们更应关注自己的健康。我们都知道人寿命的延长和生命质量的提高有赖于医学科学和技术水平的整体提高，如此，许多疾病才能得到有效的治疗和控制。

目前，在我国引起死亡的十大疾病中排名靠前的依次是：高血压、糖尿病、慢性阻塞性肺疾病及恶性肿瘤等。就恶性肿瘤而言，它最终发展为致命的器官损害、功能衰竭是个长期演变的过程。这往往需要数年甚至数十年，而早期在身体出现的蛛丝马迹征象并不一定影响身体的正常活动，如果此时能够及时发现并采取积极的防治措施（如戒烟、饮食调整、改变不良生活习惯等）就不会在若干年后发展为大病。因为到那时再治疗，往往费时费力，事倍功半。我遇到过这样一对父子。父子俩都有烟瘾，父亲吸烟40余年戒不了了；儿子吸烟20余年，因吸烟夫妻常闹矛盾，戒了又吸，再戒再吸。后来儿子陪父亲去医院看病，医生诊断父亲为肺癌并需要手术治疗。医生告诉他们肺癌的发生与长期吸烟有直接的因果关系。第二天，儿子就把烟和打火机扔了，再也不吸烟了；父亲也戒烟了，只可惜太迟了，他已经得了肺癌。所以，我们都要重视自己的健康。大多数人都是在中青年时期精力旺盛，有点"小毛病"不在意，不及时预防，这为以后患"大病"种下祸根。

我认识一位身材稍胖的女士，她除了觉得自己身材不够美外，还知道肥胖会引起许多疾病，但什么是减肥的最好办法呢？她常会去寻求各种减肥药，甚至去做手术抽脂。其实最好和最健康的减肥方式是控制饮食和持之以恒的锻炼。又如很多人喜欢吃美式快餐，认为时尚又美味，但长期大量地吃可能会引起高脂血症，并增加患大肠癌的机会。许多人对健康的认识是从广告中得来的，遗憾的是那些并不都是正确的。因此，通过正确的途径，了解自己的身体，懂得什么是正常，什么是异常极为重要。

从这个意义上讲，我认为《癌症面面观》对癌症的阐述具备一定的科学性和科普性，通过问答的形式让读者了解身体各系统器官正常或异常的生理表现；让读者清楚地认识自己的身体，并学会科学地维护它。本书内容丰富、结构清晰、形式活泼、图文并茂，一定会给读者带来实用的科学保健知识；同时，本书也可以作为比较全面的肿瘤早发现、早诊断、早治疗的保健科普指导手册使用。

我衷心希望本书的读者能真正成为自己的保健医生，活得健康、美丽、快乐！

中国民族卫生协会抗衰老专业委员会主任

洛伊克巴德年轻化产业集团董事长

邵鲁平

2017 年 5 月

前言

20多年前我有幸成为医院院长，有了这个平台以后社会知名度提高了，很多社团、报刊约我进行健康讲座、写文章，渐渐地我与医学科普结下了不解之缘。此后我在日常诊治疾病过程中更注重与患者的沟通和交流，这使我进一步了解患者的心情和需求，及时化解患者的烦恼，同时也增进了医患感情。患者信赖我，多年来我与患者之间很少有矛盾。在疾病诊疗过程中，我总要向患者及其家属宣传一些医学科普知识，获得了他们的认可和欢迎。渐渐地我把患者普遍关心和迫切希望了解的许多健康知识写下来，发表在医院主办的《健康之路》上，有时也在省内的一些报刊上发表，有些还得到了媒体的赞誉。他们夸我文章写得通俗易懂，读者很喜欢。有一次我写了一篇《乙肝→肝硬化→肝癌的演变》，肝病患者读懂了，没有肝病的人也读懂了，事后很多人打来电话告诉我："看到这篇文章学到了很多知识，也纠正了一些认识误区，受益匪浅。"

我一直想把患者迫切想了解的医学知识进行有效的诠释，最大限度地普及医学知识。在这过程中，我总觉得自己的知识和经验还不足，所以，每次写文章和举办讲座时，都觉得自己的知识还需进一步积累。在编写本书的过程中，有幸得到洛伊克巴德年轻化产业集团各级领导的关怀和支持。特别是美国南加州大学博士、美国加利福尼亚医学诊断中心院长陈昌平先生对本书内容提供的建议和专业指导，以及美国德州大学休斯敦医学中心博士后、中科院上海生命科学研究院博士刘海雄教授提供的大量资料和图片。利用这些资料和图片不仅大大丰富了本书的内容，增加了趣味性及可读性。在此对两位教授给予的大力支持表示衷心的感谢。同时我也希望更多的医务工作者能热衷于医学科普事业，以提升自己的人生和社会价值，更好地为广大群众服务。中医推崇"上工治未病"，即在未病的情况下，积极防御，增强体质，做到无病早防，有病早治。希望读者能从本书中获益。

每个人都要积极行动起来，改变自己的知识结构，不要等到疾病缠身时，再去诊断和治疗。如果我们能对各种不良行为加以改正，那么所有"慢病"都能得到有效的控制，其结果不单是患者少受罪，家人也少受累，还可以减少资源消耗，减轻社会负担，提高生活质量，延长生命。

万鸿尧

2017 年 6 月

目 录

第二篇　癌症早期诊疗

第三篇　癌症治疗

01

第一篇

癌症基本知识

⓵ 世界癌症排行榜

在医学上，癌症是指起源于上皮组织的恶性肿瘤，是恶性肿瘤中最常见的一类。相对应的，起源于间叶组织的恶性肿瘤统称为肉瘤。有少数恶性肿瘤不按上述原则命名，如肾母细胞瘤、恶性畸胎瘤等。一般人们所说的"癌症"习惯上泛指所有的恶性肿瘤。

2014年，世界癌症研究基金会曾对世界各国的癌症发病率进行排名，现在该基金会认为这一排名至今并无大变化。排名分几个类别：整体癌症发病率、男性癌症发病率、女性癌症发病率。根据每年每10万人的癌症发病率统计，整体癌症发病率排名前10位的国家依次是：丹麦（326.1/10万），爱尔兰（317.3/10万），澳大利亚（314.1/10万），新西兰（309.5/10万），比利时（306.8/10万），法国（300.4/10万），美国（300.2/10万），挪威（299.1/10万），加拿大（296.6/10万），捷克（295/10万）。

我国的癌症发病率低于发达国家，但值得注意的是，我国癌症病死率比发达国家高出许多，这种差异的主要原因是国人对癌症的认知度不够。目前，我国癌症发病人数为每年250万~300万，平均每死亡5人中就有1人死于癌症，癌症已成为城市人口中的第一死因。目前，我国各地医院的首诊患者早期癌症的诊断率在10%以下，90%以上的癌症患者都失去了早期诊断、早期治疗的宝贵时机。

⓶ 什么是肿瘤

肿瘤在医学专著中定义为：是人体器官、组织的细胞在外来和内在有害因素的长期作用下所产生的一种以细胞过度增生为主要特点的新生物（图1-1）。这种新生物与受累器官的生理需要无关，不按正常器官的规律生长，丧失正常细胞的功能，破坏了原来的器官结构，有的可以转移到其他部位，危及生命。

肿瘤可以分为良性肿瘤和恶性肿瘤两大类，而癌症则是一类恶性肿瘤。

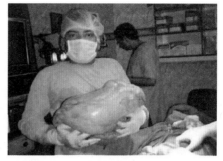

图1-1　医生在手术中切下的巨大肿瘤

通俗地说：肿瘤是人体中正在发育成熟的正常细胞在各种相关因素长期作用下，出现过度增生或异常分化而形成的新生物。它与正常的细胞、组织不同，不按正常的新陈代谢规律生长，并呈无规律迅速生长，以致可以破坏正常组织器官的结构并影响其功能。肿瘤细胞与正常细胞相比有结构、功能和代谢的异常，它们具有超强的增生能力。这种增生与机体不相协调。非肿瘤性增生与肿瘤性增生不同，前者有明显的刺激因素，且增生限于一定的程度和时间。一旦此因素消失即不再增生；但如超越一定的限度，发生质变，也可以变为肿瘤性生长。恶性肿瘤细胞能向周围浸润蔓延，甚至扩散或转移至其他组织器官，继续迅速增长，造成对人体或生命极大的危害。人体各部位是由不同的细胞和组织构成的，除头发、牙齿、指（趾）甲、角膜和晶状体外，所有的器官、组织、细胞都可以发生肿瘤。因此，肿瘤不是单纯的疾病，而是一大类复杂的疾病，其特点为异常细胞的失控性生长，并由原发部位向其他部位播散。这种播散如无法控制，将侵犯要害器官并引起衰竭，最后导致患者死亡。人体可以发生400多种不同的肿瘤。

03 肿瘤有哪些种类

根据生长特点和对人体组织、器官的破坏程度，肿瘤分为良性肿瘤和恶性肿瘤两大类。无论良性或恶性肿瘤，按其肿瘤组织的来源和组织类型又可分为上皮组织、间叶组织、神经组织、淋巴和造血组织及其他组织肿瘤。肿瘤的分类和命名大多与它的组织发生来源、生物学特性、发生部位及形状特征有关。发生在上皮组织的良性肿瘤称"瘤"，而发生在上皮组织的恶性肿瘤称"癌"，如结肠腺瘤和结肠癌、膀胱乳头状瘤和膀胱乳头状癌。但也有的恶性肿瘤发生在胚胎细胞或未成熟的原始母细胞，这时就称为母细胞瘤（恶性），如肾母细胞瘤、神经母细胞瘤等。如果来源于这些母细胞的瘤是良性的则称为良性肾母细胞瘤、良性神经母细胞瘤等。一些来源于多种组织成分的良性肿瘤亦称为瘤，如混合瘤、畸胎瘤等。如果是恶性的则称为恶性混合瘤、恶性畸胎瘤。发生在淋巴组织的恶性肿瘤称为淋巴瘤，从组织细胞学的表现来看，根据有无 R-S 细胞可以将其分为霍奇金淋巴瘤（霍奇金病）和非霍奇金淋巴瘤两类。人们熟知的白血病可分为急性和慢性两大类，其中又根据各种血细胞的改变而分成多种类型。如果按人体不同的器官和系统，可以分为颅脑、头颈、呼吸、循环、消化、泌尿、内分泌、生殖、骨骼及皮肤、软组织等肿瘤。

　　人体各部位的肿瘤可分为良性和恶性两大类。但也有一些肿瘤介于良性和恶性之间，虽属良性，但其细胞增生活跃而又不够恶性的程度，很难确定为良性或恶性，称为临界性肿瘤或交界性肿瘤。

04 怎样区别良性肿瘤与恶性肿瘤

　　按肿瘤细胞形态和肿瘤对人体器官结构及功能的影响不同，肿瘤有良性与恶性之分。这两种类型的肿瘤在治疗手段和预后评估上截然不同，所以区别属于哪种类型对于正确地诊断和治疗具有重要意义（图 1-2）。

　　良性肿瘤是指肿瘤性质未变，对人危害不大；而恶性肿瘤则对人体有严重的危害。这两种肿瘤是由瘤细胞的性质所决定的。良性肿瘤是组织的异常增生，形成肿块，渐渐增大，呈膨胀性生长，增大后压迫器官，影响器官的功能。良性肿瘤不会发生肿瘤转移。恶性肿瘤则相反，生长速度快，主要以浸润方式生长，并可凭借淋巴、血液或腔道转移至人体其他部位和

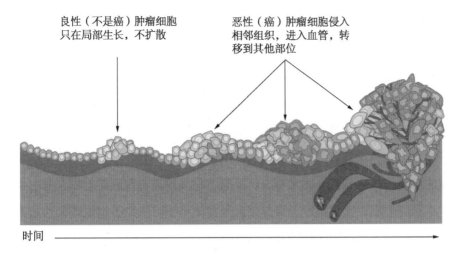

良性（不是癌）肿瘤细胞只在局部生长，不扩散

恶性（癌）肿瘤细胞侵入相邻组织，进入血管，转移到其他部位

时间

图 1-2　良性肿瘤与恶性肿瘤的生长区别

组织器官。用显微镜观察肿瘤细胞的形状、细胞核的特点可以确诊。

　　恶性肿瘤的代谢特点是细胞核酸合成增加，蛋白合成大于分解，糖酵解增加，人体营养被肿瘤消耗，引起患者的恶病质（表 1-1）。

表 1-1　良性肿瘤与恶性肿瘤的区别

项　目		良性肿瘤	恶性肿瘤
肉眼所见	生长速度	缓慢，有时自然停止生长	生长速度快
	生长方式	膨胀性和外生性生长，有包膜，与周围组织分界清楚，常可被推动	浸润性和外生性生长，常无包膜，或仅有假包膜，常与周围组织分界不清，多不能推动
	继发改变	很少发生坏死、出血	常发生坏死、出血或溃疡
显微镜所见	组织分化程度	分化好，异型性小，肿瘤组织与正常组织相似	
	核分裂	无或稀少，无病理性核分裂象	多见，可见病理性核分裂象
转移		一般不转移	可有转移
复发		较少复发	多有复发
对机体的影响		较小，主要为瘤体的局部压迫和阻塞	较大，除可阻塞、压迫组织外，还可破坏组织引起出血、感染等

05 什么是癌？什么是肉瘤

凡来自人体内、外胚层的（即上皮成分，如鳞状上皮、腺上皮和移行上皮等）恶性肿瘤统称为癌。常见的癌有皮肤、食管、子宫颈的鳞状上皮癌，消化道、唾液腺、甲状腺和乳腺的腺癌，肝细胞性的肝癌，膀胱、肾盂的移行细胞癌等。人体除有内、外胚层之外，还有间胚层组织、淋巴组织、脂肪组织、软骨组织、骨组织、平滑肌组织、横纹肌组织等，凡是来自这些组织的恶性肿瘤称为肉瘤，如血管肉瘤、淋巴肉瘤、脂肪肉瘤、软骨肉瘤及骨肉瘤等。

癌和肉瘤虽然都具有恶性肿瘤的一些特征，但仍有一些区别。在恶性肿瘤中，癌的发生率远比肉瘤高，但习惯上把这两类恶性肿瘤细胞统称为癌细胞，有时也把所有的恶性肿瘤习惯性地称为癌症。

表 1-2　癌与肉瘤的区别

区别要点	癌	肉　瘤
组织来源	上皮组织	间叶组织
年龄	40 岁以上者多见	青年人较多见
发病率	常见，为肉瘤的 9 倍	较少见
解剖特点	质硬，色灰且较干燥	质软，色红润，呈鱼肉状
组织特点	有实质和间质	肉瘤细胞多有网状纤维
转移途径	淋巴转移多见	血道转移多见

06 癌细胞与正常细胞的区别

癌细胞从形态结构（图 1-3）、代谢特点、生长方式等方面都与正常细胞有较大的差别，具体区别如下。

（1）形态、结构不同：正常情况下来自同一组织的细胞，其大小、形态基本一致；癌细胞较正常细胞大，且相互之间的大小、形态也很不一致，有

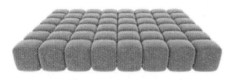

正常细胞规律生长

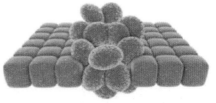

癌细胞无序生长

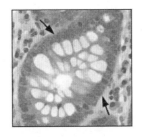

正常的结肠组织

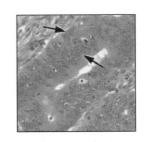

癌变的结肠组织

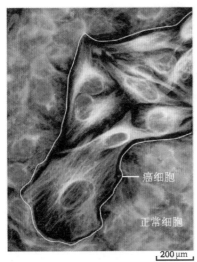

癌细胞

正常细胞

200 μm

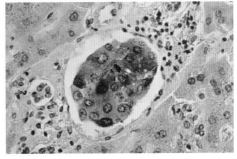

图 1-3　正常细胞与癌细胞

时出现体积很大的"瘤巨细胞"。癌细胞的细胞核体积较大，形态也不一致，并出现巨核、双核、多核或异形核，胞质的质和量也与正常细胞有所差别。

（2）细胞代谢不同：任何活细胞都需进行新陈代谢以维持细胞生命。癌细胞是一种活细胞，其代谢特点与正常组织细胞相比有很大差别，表现为组成细胞基本结构的物质如蛋白质、核酸的合成异常活跃；相反，其分解代谢则显著降低，以致合成和分解代谢的比例失调。

癌细胞代谢增强是癌症对人体的危害原因之一。比如，蛋白质代谢旺盛，尤其是蛋白质的合成大大增强，甚至夺取正常组织的蛋白质分解产物以合成癌组织本身所需要的蛋白质，结果造成患者处于严重消耗的恶病质状态。

（3）细胞的生长方式不同：与正常细胞相比，癌细胞的生长有两大特点。

首先是癌细胞生长的自主性。研究发现，正常细胞在分裂繁殖过程中与周围细胞相接触时就停止分裂，这种现象称为细胞增生的"接触性抑制"。它能抑制细胞的过度增生。癌细胞在不同程度上脱离了机体的控制，往往表现为不间断地生长繁殖和分化不良。这种特征称为癌细胞的"自主性"或"自主性生长"。在癌症发展过程中，"自主性"总是越来越大，导致癌细胞越长越快。

其次是癌细胞浸润性转移。这也是区分良、恶性肿瘤的主要特点，只有恶性肿瘤才能发生浸润性转移。正常细胞因为存在一定的黏附力，限制了细胞向远处的扩散，而癌细胞表面可以发生一系列的变化，使细胞的黏附性降低。癌细胞容易脱落、溶解和浸入周围组织或血液、淋巴组织，并通过血液和淋巴组织的循环，播散到身体其他部位，造成癌症的扩散和转移。

（4）癌细胞特征的遗传：癌细胞能把其生长自主性、浸润性和转移的特征遗传给后代细胞，使新增殖出来的癌细胞具备同样的特点，所以癌块可以不断增大，癌细胞广泛播散，并且一直保持其恶性特征。

07 什么是肿瘤标记物

肿瘤标记物又称肿瘤相关物质，是指特征性存在于恶性肿瘤细胞或由恶性肿瘤细胞产生的异常物质或宿主细胞对肿瘤反应产生的物质，在外周血和其他体液中的表达；其浓度变化与恶性肿瘤的发生、发展关系密切，大部分为糖蛋白、脂蛋白、酶、氨基酸等成分。临床研究表明，这些物质不仅存在于癌症患者的血液中，而且在正常人的血液中也存在，只是肿瘤患者血液中的含量明显高于正常人。当这些物质明显升高时，就可检出，间接提示肿瘤的存在。目前，医学界还没有发现只在肿瘤患者体液中存在，而在非肿瘤人群体液中不存在的肿瘤标记物。

08 癌细胞是怎样产生的

正常细胞转变为癌细胞的过程称为"癌变"或"恶变"，癌变的原因和过程至今尚不完全清楚。一般来说，人体正常细胞转变为癌细胞是个漫长复杂的过程（图1-4）。大多数科学家认为癌细胞是"基因突变"或"基因功能失调"的结果。在肿瘤研究中，发现人体细胞天然就存在一组能引起细胞癌变的基因——"癌基因"。在正常情况下，癌基因对人体非但无害，而且对细胞的生长和分化都起着重要的作用，所以癌基因尽管人人有

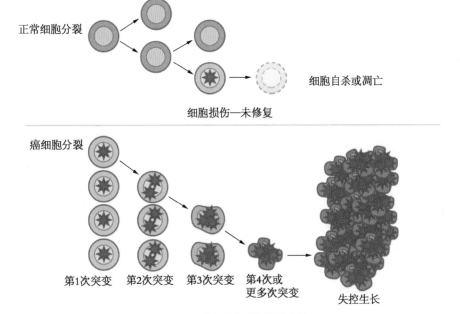

图 1-4 正常细胞与癌细胞的生长

之，但并非人人会得癌。只有当正常细胞受到外界致癌因素反复作用后，细胞内处于静止状态的癌基因被激活，基因结构产生突变或基因表达失去控制，使细胞原有的正常生物学状态发生改变，从而破坏正常细胞代谢的动态平衡，于是癌细胞就产生了。

目前，科学家已能从膀胱癌、肺癌、结肠癌等20多种癌症患者的细胞中分离出癌基因。因此，目前认为癌基因被激活是细胞癌变的重要原因。

09 什么是肿瘤的演化和异质化

恶性肿瘤在生长过程中变得越来越有侵袭力的现象称为肿瘤的演化，包括生长加快、进入周围组织和远处转移等（图1-5）。肿瘤的异质化是指一个克隆来源的肿瘤细胞在生长过程中形成的侵袭能力、生长速度、对激素的反应、对抗肿瘤药物的敏感性等有所不同的亚克隆过程。由于这种差异，肿瘤在生长过程中得以保留那些适应存活、生长、浸润与转移的亚克隆。

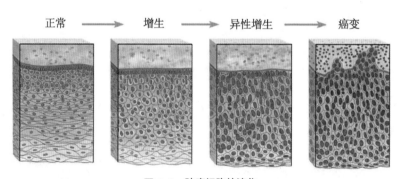

正常 → 增生 → 异性增生 → 癌变

图1-5　肿瘤细胞的演化

10 肿瘤有哪些生长方式

肿瘤的生长方式包括：膨胀性生长、外生性生长和浸润性生长。

（1）膨胀性生长：是大多数良性肿瘤的生长方式，表现为肿瘤生长缓慢，不侵袭周围组织，往往呈结节状生长，有完整的包膜，与周围组织分界明显，对周围的组织、器官主要起挤压和阻塞的作用。一般不明显破坏器官的结构和功能，因为其与周围的组织分界清楚，手术容易摘除，摘除后不易复发。

（2）外生性生长：发生在体表、体腔表面或管道器官（如消化道、泌尿生殖道）表面的肿瘤，常向表面生长，形成突起的乳头状、息肉状、菜花状的肿物。良性、恶性肿瘤都可呈外生性生长，但恶性肿瘤在外生性生长的同时，其基底部也呈浸润性生长，且外生性生长的肿瘤由于生长迅速导致供血不足，容易发生坏死脱落而形成高低不平的边缘隆起的恶性溃疡。

（3）浸润性生长：这是大多数恶性肿瘤的生长方式。由于肿瘤生长迅速，进入周围组织间隙、淋巴管、血管，如树根长入泥土，浸润并破坏周围组织。肿瘤往往没有包膜或包膜不完整，与周围组织分界不明显。临床触诊时，肿瘤固定不活动，手术切除这种肿瘤时，为防止复发，切除范围应比肉眼看到的范围大，因为这些部位也可能有肿瘤细胞的浸润。

⑪ 常见的肿瘤扩散方式有哪些

肿瘤扩散是恶性肿瘤的主要特征，浸润生长的恶性肿瘤不仅可以在原发部位生长、蔓延，而且可以通过各种途径转移到身体其他部位。

（1）直接蔓延：肿瘤细胞沿组织间隙、淋巴管、血管或神经末梢浸润，破坏邻近正常组织、器官，并继续生长，称为直接蔓延。例如，晚期子宫癌可以蔓延至直肠和膀胱，晚期乳腺癌可以穿过胸肌和胸腔，甚至到达肺。

（2）转移：肿瘤细胞从原发部位侵入淋巴管、血管、体腔，迁移到他处而继续生长，形成与原发瘤同样类型的肿瘤，这个过程称为转移。良性肿瘤不转移，只有恶性肿瘤才转移。常见的转移途径有以下几种。

1）淋巴道转移:上皮组织来源的恶性肿瘤多经淋巴道转移。

2）血道转移:各种恶性肿瘤均可发生血道转移,尤多见于肉瘤、肾癌、肝癌、甲状腺滤泡癌及绒毛膜癌。

3）种植性转移:常见于腹腔器官的肿瘤。

⑫ 恶性肿瘤的浸润和转移机制是什么

（1）局部浸润:浸润能力强的瘤细胞克隆出现和肿瘤内血管形成对肿瘤的局部浸润都起重要作用。浸润的步骤如下。

1）由细胞黏附分子介导的肿瘤细胞的黏附力减小。

2）瘤细胞的基底膜附着紧密。

3）细胞外基质降低,在癌细胞与基底膜接触 4~8 小时后细胞外基质的主要成分（如蛋白多糖和胶原纤维）可被癌细胞分泌的蛋白酶溶解,使基底膜产生局部缺损。

4）癌细胞的运动方式是通过基底膜缺损处穿过基底膜后重复上述步骤,溶解间质性结缔组织,在间质中移动,到达血管壁时,再以同样的方式穿过血管壁的底膜进入血管。

（2）血行播散:单个癌细胞进入血管后,一般绝大多数被机体免疫细胞所消灭,但被血小板凝聚成团的癌细胞则不易被消灭,可以通过血液循环形成新的转移灶。

转移的发生并不是随机的,而是具有明显的器官倾向性,某些肿瘤对血行转移的位置和器官分布具有特殊的亲和力,如肺癌常转移至肾上腺和脑,甲状腺癌、肾癌和前列腺癌易转移到骨,乳腺癌常转移到肝、肺、骨。产生这种现象的原因尚不清楚,可能与进入血液循环的癌细胞表面的黏附分子有关,或由于这些器官能释放吸引癌细胞的化学物质。

⑬ 病理学上肿瘤细胞分几级？如何划分

肿瘤组织在细胞形态、组织结构、代谢生长过程中都与其原发组织有差异。有的肿瘤组织与正常组织相似，成熟度较高，称为高分化；反之，肿瘤组织与正常组织相差很大，成熟度差，即分化程度低，称为低分化。病理检查通常根据肿瘤细胞分化程度的高低，将其恶性程度分为3级。Ⅰ级为分化程度较好的高分化，Ⅱ级为分化程度较差的低分化，Ⅲ级为分化程度最差的未分化癌。一般来说分化程度高的预后较好，转移少；分化程度差的预后差。但恶性程度越高，对放疗、化疗的敏感性也越高。

⑭ 什么是核异质

细胞核不正常，在某种程度上具有相当于恶性肿瘤的胞核特征，所以又称为"癌前核异质"，是癌前病变伴随征象。但又有别于恶性肿瘤细胞，如有一定量的胞质，胞核与胞质的比例基本正常。按其情况分为轻度、中度和重度。轻度核异质是指基本接近于正常，细胞核稍有不正常；而重度核异质更接近于恶性变，表现为细胞核增大、深染、核型不规则、核边缘不整齐，或呈双核、多核，染色质颗粒粗且分布不均匀，胞质少等。如果细胞核出现病理现象，则在核异质前冠以相应的病理变化名词，如萎缩性核异质、退化性核异质。

核异质细胞可以是癌前病变上脱落的细胞或是不典型化生的细胞，炎症病灶也可以有核异质细胞。有时癌病灶旁也可以找到核异质细胞，实际上就是癌细胞，但是形态不典型。如果在病理检查中发现核异质细胞，应当认真寻找癌细胞，以免漏诊；如果患者有核异质细胞，就应列入观察组，密切随访，一旦发现癌变，及时治疗。发现有核异质细胞的人最好给予药物、营养治疗，使其核异质细胞向正常细胞转化，同时注意不要再受外界环境致癌物质的刺激，防止癌变。

⑮ 什么是非典型增生

非典型增生主要指上皮细胞的异常增生，增生的细胞无论在大小、形态及排列等各方面均与正常细胞有所不同。若这种改变累及上皮下部的1/2，为轻度非典型增生；若超过上皮下部 1/3~1/2 处，为重度非典型增生；若累及上皮全层，则已成为原位癌。因此，非典型增生是某些恶性肿瘤形成过程中的一个阶段，如在病理学检查中发现非典型增生，要提高警惕，及早进行治疗。

⑯ 什么是组织化生

化生，是指一些已经分化成熟的组织为适应环境而转变成为另一种形态组织的过程。化生常见于上皮组织和结缔组织。如慢性支气管炎患者的支气管假复层柱状上皮常化生为复层鳞状上皮，慢性子宫颈炎时宫颈腺上皮常化生为鳞状上皮，胃黏膜上皮化生为肠上皮等。化生是组织为适应环境而做出的反应，表明机体对外界的刺激因素有抵抗力。但是，由于组织形态已有所改变，因而丧失了原有的组织功能。有些化生具有癌变倾向，如在支气管的鳞状上皮化生的基础上可继发鳞状上皮癌；有些化生可以复原。在导致化生的原因去除后或经过治疗，部分化生上皮可以恢复原来的组织结构。因此，如果发现组织化生，不必害怕，应积极治疗，促使其恢复。

⑰ 什么是原位癌

原位癌又称为上皮内癌，是上皮组织增生达到恶性病变的早期阶段。

上皮组织是覆盖身体表面及体内脏器内、外表面的一层组织，包括若干层上皮细胞和组织基底膜，其下是间质和基底膜。原位癌即指癌细胞只出现在上皮层内，未破坏基底膜或侵入其下的间质或真皮组织，还没有发生浸润和远处转移，所以原位癌有时也称为浸润前癌或 0 期癌。

原位癌可进一步发展为早期浸润癌，偶尔原位癌可消退。原位癌的病变范围虽有局限性，但也可呈多灶性或穿透基底膜的情况下累及较大的区域。

常见的原位癌有皮肤原位癌、子宫颈原位癌、胃原位癌、直肠原位癌、乳腺导管内原位癌和乳房小叶间原位癌等。

正因为原位癌没有形成浸润和转移，不符合癌症的特点，所以它不是真正的"癌"。如果能及时发现，尽早切除或给予适当的治疗，可以达到治愈的目的。所谓癌症的早期发现，最好是发现原位癌，此时的治疗效果佳。例如，早期子宫颈癌是原位癌，患者没有自觉症状，肉眼也看不出癌变，通过宫颈癌普查，采用宫颈细胞涂片的方法可以发现它。如果及时给予治疗，治愈率可达 100%。

⑱ 什么是早期癌、微小癌及隐匿癌

早期癌是指原位癌伴有早期浸润。所谓早期是指仅有微灶浸润。胃肠道癌早期浸润是指浸润的癌细胞仍然在黏膜层内。宫颈鳞癌早期浸润的范围限于自基底膜起至 3 mm 深度的间质。这种浸润只有在显微镜下才能看到。一般认为浸润灶的深度小于 1 mm 不会发生淋巴转移，仍可按原位癌治疗；浸润深度大于 1 mm 且小于 5 mm 者少数可有转移。

微小癌是指体积很小的癌。各种器官的微小癌诊断标准不一。肝脏微小癌称小肝癌，是指单个癌结节或相邻 2 个癌结节的直径之和不超过 3 cm，临床上多无症状，所以又称为亚临床肝癌。胃微小癌是指直径在 1 cm 以内的癌。

隐匿癌是指原发癌甚小，临床上未能发现而首先发现的是转移性癌。例如，甲状腺隐匿性乳头状癌，癌块的直径小于 1 cm，病灶中心为纤维组织，内有散在的乳头状癌组织，向周围甲状腺组织浸润。癌块虽小，但转移却较早，40% 病例在手术前已有颈淋巴结转移。

⑲ 什么是原发癌、复发癌及转移癌

原发癌是指原本正常组织和器官的细胞，在各种内、外致癌因素的作用下，逐渐转变为癌细胞，进而形成癌细胞团块，即原发癌，或称原发性恶性肿瘤。原发癌占临床肿瘤的主要部分，人体除指（趾）甲、毛发、眼的晶状体外，几乎各个部位、器官和组织都可以发生原发癌。

复发癌是指原发癌治疗消退后，在原发癌所在的部位上又长出新的癌块。癌症复发的原因是多方面的，其中最主要的因素是原发癌治疗不彻底。如手术未切除干净、放疗和化疗不彻底，有时表面上看似癌症已消退，但还残存着一些癌细胞。这些残存的癌细胞在一定的内、外诱因作用下可引起癌症的复发。

转移癌是指癌细胞从原发部位侵入血管、淋巴管或体腔，随血液和其他体液运行，并在远隔部位或器官内形成与原发癌同样类型的癌症。转移必须符合两个条件：一是发生部位必须是原发癌的远隔部位，二是癌症的性质必须与原发癌相同。

只有恶性肿瘤才可发生转移，转移促使恶性细胞的扩散，对机体造成更大、更广范围的危害，同时也给癌症的治疗带来很大困难。癌症的转移往往是晚期手术不能根治的主要原因。由于癌症容易发生转移，所以有时转移癌被先发现，而后才找到原发癌。例如，颈部淋巴结肿大，有时就是鼻咽癌患者首先发现的临床症状，经进一步检查才知患了鼻咽癌。

20 什么是多原发性恶性肿瘤

多原发性恶性肿瘤是指在同一患者身上，先后出现 2 个或 2 个以上的原发性恶性肿瘤（即原发癌）。例如，乳腺癌患者在一侧乳房患了乳腺癌后，另一侧乳房或子宫、卵巢、直肠又出现原发癌。

多原发性恶性肿瘤要与转移癌区别开来。多原性恶性肿瘤的每个原发癌有不同的恶性肿瘤组织特点，而转移癌与原发癌性质完全相同。

多原发性恶性肿瘤可发生 2 次或 2 次以上。例如，某患者一生中先后患上了 6 种癌症：膀胱癌、宫颈癌、结肠癌、乙状结肠癌、直肠癌和皮肤癌。

因此，对第 2 次患癌症的患者不能草率地认为是复发或转移，而应重视鉴别。多原发性恶性肿瘤的治疗与复发癌或转移癌的治疗是有区别的。

多原发性恶性肿瘤多见于女性生殖系统、乳腺癌及消化道癌症。

21 人为什么会得癌症

人体肿瘤的形成，即由正常细胞转为癌细胞，是一个相当漫长的过程，通常需要接触致癌物多年以后，组织器官的细胞产生进行性重度不典型增生后才演变为癌。这一时期称为诱导期，一般长达 15~30 年。

人体发生肿瘤的原因很多，但总的来说肿瘤的发生既与外源性致癌因素的性质、强度和作用时间有一定的关系，也与人的内在因素有重要的关系。外源性致癌因素包括物理性的、化学性的；内源性致癌因素包括内分泌功能紊乱、神经精神因素、免疫状态和遗传因素等。尽管外源性致癌因素容易导致肿瘤发生，但处于同样条件下接触同质、同量致癌因素，有的人发病，有的人则不发病。可见，外因虽然很重要，但必须在内因的基础上才能起作用。

细胞分子学研究的进展，使人们了解到细胞是一个复杂、精细的生命结构。许多致癌物质，有的影响细胞核的基因使之发生改变，有的作用于细胞膜表面，通过膜上的物理和生物化学变化，影响细胞的代谢环节。由于这些影响，细胞内酶系统和细胞核功能发生紊乱，使得处于静止或正常分裂的细胞出现分裂启动和脱氧核糖核酸（DNA）合成促进现象，导致细胞分裂、分化和生长行为的一系列改变，引起癌症。

最新的癌基因理论认为，癌症的发生是由于细胞的增殖和分化失常，当细胞分裂加强而分化或死亡减少时，未分化的终极细胞数增多，即出现恶性生长现象。细胞的增殖常由调控失衡引起。癌基因学说阐明了一些影响细胞增殖或癌变关键控制点的基因变化，并认为有两类基因直接参与了癌症的发生。它们是癌基因和抑癌基因。癌基因是指在自然或实验条件下，具有潜在诱导细胞恶性转化的基因。癌基因的表达产物对细胞的增殖起正调节，当它们发生结构改变或表达过度，促生长的作用过强，会引起细胞的过度增生;而另一类抑癌基因的产物则对细胞的增殖起抑制作用。当它们的结构与功能改变时，失去了对细胞增殖的负调节作用，也会发出使细胞增生的信息。在两种基因中的任何一种或共同的变化下，即有可能导致肿瘤的发生。

㉒ 外源性致癌因素有哪些

外源性致癌因素如图 1-6 所示。

（1）物理性致癌因素:包括热、机械、紫外线、放射线等长期慢性刺激。据观察长期暴露于较大剂量的 X 线或紫外线下，可使皮肤发生鳞状上皮癌。长期暴露于大剂量放射性物质，如开采放射性矿山或长期在被放射性物质污染地区居住，肺癌和白血病的发生率明显高于其他地区。食管癌患者大多有长期吃过热、过硬的食物的不良饮食习惯。

（2）化学性致癌因素:长期接触某些化学物质可能引起癌症。有致癌作用的化学物质主要有以下几种。

1）化学元素：铬可以引起肺癌，镍可以引起肺癌和鼻咽癌。长期暴露于砷可以引起皮肤癌和肝癌，长期暴露于铬可引起前列腺癌，其他元素（如铅、铁、锌、硫、钼）等的长期和大剂量暴露也可能会引起癌症。

2）环状碳氢化合物：最常见的为3,4-苯并芘。这种物质大量存在于煤烟灰和煤焦油中，是一种致癌物质。研究发现，扫烟囱的工人易患阴囊癌；后来又发现长期暴露煤焦油者易患皮肤癌，原因是烟灰和煤焦油中含有环状碳氢化合物。

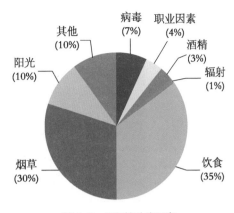

图 1-6　外源性致癌因素

3）亚硝胺化合物：动物实验证明，亚硝胺能诱发许多动物的多种癌症，主要诱发食管癌、肺癌、肝癌。据调查，亚硝胺可存在于饮水和食物中，其含量增多的地方往往食管癌的发生率也高。还有资料表明，亚硝胺可使绝大多数实验动物发生胃癌。结肠癌的发病也与食入亚硝胺有关。

（3）生物性致癌因素

1）病毒：是重要的生物致癌因素。近年来病毒致癌的研究有了很大的进展，已经证明百余种动物癌症是由病毒引起的（图1-7）。在人类，已从非洲的儿童淋巴瘤和一些鼻咽癌患者的肿瘤组织中分离出一种疱疹病毒（EB病毒）；从乳腺癌、白血病、宫颈癌、恶性黑色素瘤和某种肉瘤中也发现了类病毒颗粒。免疫学研究也证实不少癌症患者血清中有抗病毒抗体。这说明病毒与癌症的发生有着密切的关系。有人认为病毒是机体潜伏的致癌因素，在一定条件下，这种潜伏因素被激活就可能诱发癌症。

2）真菌（霉菌）：一些粮食、食物和蔬菜中可含有霉菌，如黄曲霉、镰刀菌和杂色曲霉等。其中黄曲霉产生的黄曲霉素有较强的致癌作用。据调查，肝癌发病率高的地区，食物中黄曲霉素的含量也较高，说明黄曲霉

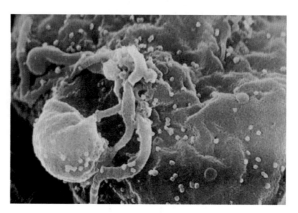

图1-7　人乳头瘤病毒

素可能与肝癌的发生有关。动物实验也证明含黄曲霉素的谷物可诱发肝癌和胃癌。

　　在生物性致癌因素中,有些寄生虫也与癌症的发生有关。据观察血吸虫病患者中胆管型肝癌的发生率高,日本血吸虫病患者中直肠癌的发生率高。

㉓ 内源性致癌因素有哪些

　　(1)内分泌功能紊乱:激素是神经体液调节机体发育和功能的重要物质,各种激素有对立统一的规律,以此维持机体动态平衡。疾病或某种外因引起的内分泌紊乱可作用于某些激素作用敏感的相应组织器官,导致细胞的增殖和癌变,其中较常见的是性激素的紊乱。例如,女性激素分泌过多易导致乳腺和子宫肿瘤,男性激素分泌过多易产生前列腺癌。

　　(2)神经精神因素:中医学认为,某些肿瘤是由于七情郁结、气血凝滞而引发的,不少癌症患者在发病过程中有过精神创伤史。因此,人的精神状态与癌症发生可能存在重要的关系。现代医学认为,各种刺激因子长期而过度地作用于中枢神经系统,导致高级神经功能衰退,正常的物质代谢失调,可使癌因素发挥作用,容易导致癌症。动物实验也发现,使动物精神过度紧张容易诱发癌症。

（3）免疫状况：人体具有抗肿瘤免疫功能。如果这种免疫功能强，可以消灭癌细胞；如果这种免疫功能弱，在致癌因素的作用下就容易发生肿瘤。所以，肿瘤的发生与机体的免疫状况关系密切，当免疫抑制或免疫缺陷时，常引起淋巴网状系统及与病毒相关的恶性肿瘤。

（4）遗传因素：目前发现视网膜母细胞瘤、肾母细胞瘤、嗜铬细胞瘤、神经母细胞瘤、结肠癌、乳腺癌、胃癌等均有较明显的遗传倾向和家族聚集性，也就是说某种癌症的发生与遗传因素有着密切的关系，但详细机制迄今未明。对大多数与遗传有关的癌症发生而言，遗传仅是一种倾向，即由于遗传或遗传性疾病所具有的DNA或染色体改变，增加了对病毒、化学或物理致癌因素的敏感作用，也影响了DNA分子的正常修复，加之某些免疫反应，进而促使癌症的形成。因此，在分析癌症发病原因上，也应适当考虑遗传因素。

总之，癌症的发生既与外源性致癌因素的性质、强度和作用时间有一定的关系，也与人体内在因素有重要的关系。尽管人体内在因素是肿瘤发生与否的关键，但在肿瘤的研究中对环境中致癌因子的查找和消除是不可忽视的重要环节。

㉔ 肿瘤是怎样由小变大的

瘤细胞由少到多不断地无限制分裂和增殖，由于瘤细胞的数量呈几何级增长使瘤体越来越大，从最初只能从显微镜才能观察到瘤细胞，逐渐发展到肉眼可见或能触摸到的结节、肿块及巨形肿块。从病理上观察肿瘤的生长方式有以下几种。

（1）突起状生长：形成乳头状。多见于上皮性肿瘤。

（2）膨胀性生长：肿瘤体积增大，可推移或压迫周围器官。

（3）浸润性生长：侵犯周围组织和器官。这是恶性肿瘤的最大特点，也是良、恶性肿瘤的主要鉴别点。

（4）弥漫性生长：弥漫性生长是指瘤细胞分散在组织中增殖，与正常细胞相互掺杂。

因恶性肿瘤的种类不同，上面所列的 4 种生长方式也不尽相同，各有主次。总的来说，肿瘤会随着时间的推移体积逐渐增大，还可通过淋巴、血液及腔道向人体其他部位转移、扩散。

㉕ 癌症为什么会转移

癌症的危害性不仅在于损害原发性组织和器官，而且还在于它能转移扩散到附近或远处的脏器和组织，造成更多严重的破坏。那么癌症为什么会转移呢？

由于癌细胞的不断浸润性生长，局部细胞密度增加，对邻近组织挤压能力加大；又由于癌细胞膜的钙含量减少，细胞间的黏合性降低，彼此易于分离，这就给癌细胞的浸润和播散创造了条件。还有些癌细胞有一定的活动能力，有的还释放某些扩散因子（如透明质酸酶），可以溶解基质中的黏多糖。这种也在癌浸润和转移方面起到促进作用。转移能否产生还与癌组织的分化程度有关。一般癌的分化程度越低，浸润性越明显，则转移越容易发生。癌一般容易转移到血流丰富的器官，如骨髓、肝、肺、脑。除癌本身特性以外，转移的发生还与机体的状态有关。例如，患者的一般状态差或免疫功能低下，都能增加癌转移的机会。另外，癌所在部位的肌肉收缩及内脏蠕动、按摩、挤压等机械性刺激均可促使癌症的播散和转移。

引起癌症转移的原因复杂，有的癌症倾向于发生转移，有的则不然；有的器官组织易被转移，而有的则很少被转移。许多研究发现，癌症转移的形成，依赖于癌细胞与不同环境的相互作用。例如，癌细胞本身的运动性，癌细胞自身的黏合性，癌细胞与血小板、毛细血管内皮细胞、内皮下基底膜及血管外器官实质细胞的黏合性，癌转移相关基因的表达，癌细胞分泌某些物质（如蛋白酶抑制物）的减少或缺失，机体局部组织的某些特征及机体免疫状态和激素水平等因素都可影响癌细胞的转移。可见癌症转移的机制异常复杂，许多细节尚在研究中。

㉖ 癌细胞是如何生长增殖的

通常所说的细胞生长，是指细胞通过分裂生长成与本身相同的细胞群体，简称为增殖。癌症凭借癌细胞分裂增殖而不断地生长。正常细胞的生长依赖于生长因子的调节，但癌细胞可以在很少甚至在完全没有生长因子的条件下，保持其持续增长的能力，这说明正常细胞原来的生长调节系统在癌细胞中已失效或出现异常。

细胞从一次分裂结束到下次分裂结束的一个周期，称为细胞增殖周期（简称细胞周期）。癌细胞的增殖大多需要这样的周期，每经过一次有丝分裂，细胞就增殖一次。细胞的增殖分为 G1、S、G2、M 期。G1 为 DNA 合成前期，在此期间细胞的体积明显增大，RNA 和蛋白质的生物合成迅速进行。虽无 DNA 的合成，但 DNA 合成的前体物质，如 4 种三磷酸脱氧核苷、DNA 聚合酶及其他 DNA 合成所必需的酶类，均在此期合成。S 期为 DNA 合成期，用各种前体物质合成嘌呤、嘧啶等碱基，并形成 RNA。在该期中 DNA 的含量增加 1 倍，与染色体复制有关的组蛋白也在此期中合成。G2 期为 DNA 合成后期，亦称丝裂前期，在此期中 DNA 合成终止，RNA 和组蛋白的合成亦逐渐减少，作为丝裂期中纺锤丝原料的管蛋白则在此期合成。细胞在 G2 完成分裂准备，以后便进入了丝裂期。M 期包括分裂期，分前期、中期、后期和末期。前期中心体内的中心粒一分为二，并在细胞中央排列成与纺锤丝相连，同时细胞核增大，核内染色质浓缩，逐步形成一定形态和数量的染色体。至丝裂体中期，每条染色体纵裂为二，并在细胞中央排列成与纺锤丝相垂直的平面。后期染色体上的着丝点又一分为二，分别与两端的纺锤丝相连，纵裂的染色体完全分开，其数量增加 1 倍。由于纺锤丝的作用，分裂的染色体在细胞内向相反方向移动，分别集中于细胞两边（端）。到末期染色体恢复到染色质状态，核仁与核膜重现，各自形成一个新的细胞核，同时胞质均分，细胞膜中部凹陷隔开，形成两个新细胞。

另外，有一些细胞可以暂时地离开增殖周期，但能保持增殖能力，处于这样一种后备状态的细胞称为 G0 期细胞。正常的细胞和癌细胞都可能有 G0 期细胞，G0 期细胞在某些刺激因素的作用下，可以从 G0 期进入 G1 期而开始增殖。处于增殖期的细胞对药物敏感，非增殖期细胞（G0 期细胞）对药物不敏感，所以 G0 期细胞是癌症复发的根源。

癌细胞除了有丝分裂外，普遍存在无丝分裂，癌细胞中的无丝分裂根据形成细胞核的方法，可有以下的几种形式：①典型的拉长；②核的生芽繁殖；③凭借散布染色体的方法形成核；④核的裂开；⑤核的断裂。

癌细胞除有丝分裂和无丝分裂外，还发现由于分离原生质内溶解的染色体，可从无核原生增殖物形成癌细胞。

㉗ 恶性肿瘤的生长受什么影响

恶性肿瘤的生长可用一个细胞株的倍增时间即增殖周期来表示。恶性肿瘤细胞的生长速度与细胞增殖周期时间的长短有关，如以同一类型的正常细胞和癌细胞比较，周期经历的时间大致上是相一致的。癌细胞增殖的速度并不一定比正常细胞快，所不同的是正常细胞的增殖达到一定限度时就停止了，而且增殖的细胞数相当于丢失的细胞数，总数始终保持相对恒定。癌细胞则不同，它们是以持续的无限制方式增殖，癌细胞的数量也不断地无限制增加。

恶性肿瘤生长的速度除了与细胞增殖周期有关外，还和正在活跃分裂与静止细胞的比例及细胞丢失的系数有关。实验表明，在多数情况下，细胞周期为 5~10 天，以此为基础进行推算，直径为 1 cm 的恶性肿瘤约是 30

次倍增的结果。这意味着需150~300天的潜伏期。恶性肿瘤的中间质占去了一定的比例，它的生长率与恶性肿瘤细胞不同，并非每次倍增后的细胞都一定参与下一次分裂。细胞丢失包括恶性肿瘤中心部位的坏死和因机体的防御作用而被消灭的部分。每个肿瘤有其自身的生长率，也是上述诸因素综合的结果，其中主要的因素是有多少细胞不能参与每次的倍增。当细胞丢失系数下降时，肿瘤保持稳定；当细胞丢失系数明显增加时，肿瘤就会消退。治疗的目的就是尽可能地使细胞丢失系数增加或接近100%。

28 癌症一般有哪些表现

癌症因其性质、发生部位等的不同，有多种多样的临床表现。一般来说癌症早期症状少，症状不典型，发展到一定程度后才逐渐表现出一系列的症状和体征。

癌症的表现包括局部表现、全身症状和系统功能紊乱3个方面。

（1）局部表现

1）肿块：是癌细胞异常增生所造成的，可以在体表发现，也可能在深部触摸到肿块。有时可以看到器官（如肝脏、甲状腺）或淋巴结的肿大。良性肿瘤的肿块生长比较缓慢，表面光滑，界线清楚，活动度较好。恶性肿瘤的肿块一般生长较快，常与附近组织有粘连，不易推动。

2）压迫：压迫症状常见于肿瘤位于颅部、颈部、纵隔、腹膜后、椎管内等。如颅内肿瘤压迫脑实质引起颅内高压，可引起头痛、恶心、呕吐、视力障碍；甲状腺肿瘤压迫喉返神经，可出现声音嘶哑；若压迫气管或食管，引起呼吸或吞咽困难；纵隔肿瘤压迫上腔静脉，可出现头颈部肿胀、气急、浅表静脉怒张等上腔静脉综合征；肺尖部肿瘤压迫交感神经，可引起霍纳综合征；腹膜后肿瘤压迫输尿管，可造成排尿困难、肾盂积水、压迫肠管引起肠梗阻等；椎管内肿瘤压迫脊椎可引起截瘫。

3）阻塞：阻塞症状常发生于空腔脏器，如支气管肿瘤引起呼吸困难，食管肿瘤引起吞咽困难，空、结肠肿瘤引起肠梗阻症状，胆管、胰头肿瘤引起黄疸等。

4）疼痛：癌症引起疼痛的原因不同，因而发生疼痛的早晚及性质也有所不同。某些来源于神经的肿瘤及生长较快的肿瘤（如骨肉瘤），常早期出现疼痛，而某些癌症晚期由于包膜紧张、脏器破裂、肿瘤转移或压迫浸润神经造成的疼痛则出现较晚。癌症引起的疼痛开始多为隐痛或钝痛，夜间明显，以后逐渐加重，疼痛难忍，昼夜不停，且疼痛部常伴有明显触痛。

5）溃疡：是癌组织坏死所形成的，呈火山口状或菜花样；不一定有疼痛，有时因并发感染而使表面有恶臭的血性分泌物，此时可伴有溃疡部疼痛。

6）出血：肿瘤破裂或侵犯血管可致出血。肿瘤在体表出血可直接发现，若肿瘤在体内出血可表现为血痰、黏液血便或血性白带等。大量出血可表现为咯血、呕血或便血，且反复不止。

7）其他：如骨肿瘤可以导致病理性骨折，肺癌可引起胸腔积液，肝癌可引起腹腔积液。

（2）全身症状

1）乏力和消瘦：由于恶性肿瘤生长快，消耗能量多，加之患者进食量下降，消化吸收不良所造成。

2）发热：由于肿瘤供血不足，发生坏死或合并感染，患者常有发热。

3）贫血：由于肿瘤反复出血，造血障碍或造血物质吸收不良而引起。

4）恶病质：是癌症患者晚期出现的全身衰竭的表现。

（3）系统功能紊乱：癌组织引起所在器官系统生理功能紊乱。例如，颅内肿瘤除引起头痛外，还能引起视力障碍、面瘫、偏瘫等神经系统症状；肝癌除有肝大或肝区疼痛外，还能引起食欲缺乏、腹胀等胃肠功能失调表现；功能性内分泌瘤如胰岛瘤、嗜铬细胞瘤、甲状旁腺瘤，可引起相应的内分泌异常症状。

以上症状出现早晚和程度有个体差异。

㉙ 癌症的发生与年龄有何关系

任何年龄的人都可以患癌症。就大多数恶性肿瘤来说，随着年龄的增长，发生的危险性也越高。各个部位的癌症发病年龄的曲线表明，它们均具有其各自的特性，如食管癌、胃癌、肺癌等为外界因素作用明显的肿瘤，人的整个一生均受其影响，因而曲线随年龄上升。一般癌症最高发病率见于 55~70 岁人群。近年来，一些癌症的发病年龄有下降（即年轻化）趋势，乳腺癌、胃癌、肺癌已不完全是老年人发病了。有些癌症的发病年龄越年轻，恶性程度越高。

癌症病死率在人类总死亡率中所占比例同样有随年龄增长而明显增加的趋势。以我国为例，癌症病死率在 5~14 岁年龄组最低，以后随着年龄增长不断升高，35~39 岁增长速度最快；男性在 75 岁以后稍有下降，但女性仍保持继续上升的趋势。

一般来说，癌症的总发病率和病死率随年龄增长而增加，但有两个特殊情况。一个特殊情况是 0~5 岁年龄组儿童肿瘤的发病率高于 5~15 岁年龄组儿童。儿童白血病和胚胎性恶性肿瘤，如视网膜母细胞瘤、肾母细胞瘤等，多发生在 5 岁以前。这可能因为儿童免疫机制尚未健全导致发病率升高，以后随着机体免疫功能的完善和免疫水平的提长，发病率逐渐降低。另一种特殊情况是 70~75 岁以后，虽然癌症的发病率不断上升，但癌症病死率在总死亡率中的比例却呈下降趋势。这是因为随着年龄的增长，心血管和脑血管疾病对老年人的生命威胁增大，以致超过了肿瘤的威胁。

另外，不同年龄段的人好发肿瘤的种类也不同。以我国的统计资料为例，少年儿童期（0~14 岁）病死率最高的是白血病，其次是脑瘤、淋巴瘤；青年期（15~35 岁）病死率最高的是肝癌和白血病；成年期（35~55 岁）病死率高者则以胃、食管、子宫颈、肝和肺等部位的癌症为主。正因为如此，在考虑癌症的某些危险因素时，常把年龄作为一项重要的参考指标。例如，乳腺癌除考虑家族史和生育史以外，还把患者年龄在 35 岁以上，尤其超过 50 岁，作为一项危险因素。

㉚ 中老年人为什么容易得癌症

一般来说，大多数癌症的发病率随年龄增长而增加，老年男性是癌症的高发人群。根据国内资料报道，65 岁以上的老人死于癌症者比青年人高出 40 余倍，比中年人高 3 倍。美国一家医院对 66 岁以上死亡的 3 535 例老人进行尸体检查，发现 1 149 例老人患有癌症，占死亡总数的 32.5%。日本也报道：原本占死亡第 1 位的脑血管疾病已经让位给癌症。这些都说明癌症严重威胁着老人的生命健康。肿瘤对中年人的健康威胁也很大。根据我国 1979 年公布的死亡原因统计，35~45 岁的中年人，癌症死亡在各种死亡原因中占首位，占该年龄组多种死因的 21.85%。

是什么原因使得中老年人容易受到癌症威胁呢？

首先，这与癌症的病因和其生物学特点有关。癌症的形成往往是多年的慢性刺激和长期接触致癌因素的结果，是个较长的过程。一般癌症的潜伏期为 10~30 年。所以，年轻时受某种致癌因素的作用，细胞发生异常变化，到 40~50 岁开始发病，形成中老年人癌症发病高峰。

其次，步入中年以后，随着全身功能衰退和免疫力下降，机体对癌细胞的免疫监视和清除作用降低，容易受各种外界致癌因素的影响。

中年人癌症发病率较高还有其他一些特殊原因：①中年男女都临近更年期，内分泌系统容易发生紊乱，使得与内分泌有关的一些癌症易于发生。如乳腺癌与内分泌关系密切，50 岁左右的中年妇女正是乳腺癌的高发人群。另外，女性生殖系统肿瘤在此阶段也较多发。②中年人是社会栋梁，工作及生活负担重，精神压力也较大，经常性过度疲劳和精神紧张会降低身体的抵抗力，使得包括癌症在内的各种疾病乘虚而入。中年知识分子早亡的例子更是屡见不鲜。③中年人自恃年富力强，对疾病的警惕性不高。许多癌症的早期症状缺乏特异性，所以容易被忽视，或被视为更年期的一般变化，再加上工作和生活上的压力，更容易被中年人忽略，一旦症状明显，癌症往往已发展到中晚期，治疗比较困难，病死率也比较高。

正因为中老年人是肿瘤侵袭的主要"目标"，所以中老年朋友对癌症应有更高的警惕。

31 老年人得癌症有哪些特点

与其他年龄组的人相比，老年人得癌症除具备癌症的一般特点外，还有一些特殊性。

1）易患多发性恶性肿瘤，即一个人同时或先后患不同组织、器官的原发癌。据统计，多发性恶性肿瘤约占老年人肿瘤的10%，年龄越大，多发性恶性肿瘤的发病率越高。

2）老年人得无症状的潜伏癌症较多。年龄越大，潜伏癌症发生率越高，最常见的潜伏癌症有前列腺癌、肾癌、结肠癌、肺癌。不少老年人生前未发现癌症病灶，出现无症状潜伏癌症可能是由于老年人的癌症发展缓慢，症状暴露前就已死于心、脑血管疾病或其他老年性疾病。"无症状"也不是绝对的，很可能是癌症症状被其他老年性疾病所掩盖。

3）年轻的癌症患者都表现为一些原发癌的特有症状，而老年癌症患者，或由于身体逐渐衰老，或由于伴发其他疾病，所以往往表现出一些非特异性症状，如衰弱、无力、全身痛等，容易被当作衰老症状而忽视。

4）由于老年疾病很多，而这些疾病的许多症状与癌症表现比较类似，所以老年人的癌症易被误诊为其他非癌症性老年性常见病。如骨肿瘤可表现为关节疼痛和骨质疏松，易被误诊为风湿病或老年退行性关节炎；前列腺癌有尿频、尿急、排尿困难、尿线变细、夜尿次数多等表现，很像常见的老年性前列腺肥大；胃肠道肿瘤有消化不良、大便性状改变等症状，类似于肠道功能衰退的表现；肺癌早期有咳嗽和胸痛，易与慢性气管炎、支气管扩张等肺部常见病混淆。

5）老年人癌症转移率较低，即发现癌症时已经转移到其他部位的比较少见，可能是因为老年人的癌症发展缓慢，转移动力小，发生转移较晚；又由于抗病能力较低，发生转移前已死于原发癌症或其他疾病。

正因为老年人患癌症有这些特点，所以老年人对癌症的警惕性应该更高，最好能定期检查身体，以发现潜在的癌症病灶。老年人出现身体不适时，不要简单地认为是衰老或其他疾病引起的而置之不理或自己随便吃些药了事，应该去医院请医生检查、治疗，以免耽误病情。

㉜ 新生儿会得恶性肿瘤吗

新生儿也可以得恶性肿瘤，但比较罕见。例如，恶性畸胎瘤、淋巴血管瘤、肝母细胞瘤等。由于儿童传染病日益受到控制，新生儿死亡率下降，故恶性肿瘤已成为儿童主要的死亡原因。小儿恶性肿瘤的病因与成人的不同，肿瘤生长速度远远超过成人，早期即发生转移。这是因为儿童的免疫机制尚未健全；成年人的恶性肿瘤常见疼痛、贫血和恶病质等，儿童则不能口诉病情，常仅表现为体重不增、发热等。由于儿童肿瘤多生于腹部，因此常被父母发现腹部肿块而到医院求诊（白血病除外），此时肿瘤多有转移。所以作为家长，特别是年轻的父母不仅要学会喂养，更要善于做他们的健康的保护者，尤其是对新生儿更应仔细抚摸身体各部位，及时发现异常情况，尽早看医生。

㉝ 儿童得肿瘤有哪些特点

一提起肿瘤很多人都会想到老年人，其实儿童也能罹患肿瘤，发生在儿童期的肿瘤称为儿童肿瘤。尽管儿童患肿瘤的概率明显比成人少，但在目前肿瘤已成为儿童死亡的主要原因之一。在临床病理学上儿童良性肿瘤较恶性肿瘤多见，约为3∶1。软组织肿瘤多属良性，而脑、眼球、造血系统、肾、睾丸及胚胎残留组织肿瘤多属恶性。

儿童肿瘤与成人肿瘤有所不同，有其自身的特点。

从发病年龄来看，一般患肿瘤的危险性随着年龄的增长而增加，但儿童例外。儿童肿瘤多发生在6岁以下，以致形成一个肿瘤发病的小高峰。这可能与儿童的某些器官发育不完善、免疫功能不健全、抗肿瘤能力低弱等因素有关。

从病因来看，临床上某些典型的儿童肿瘤多源于胚胎发育组织。这一方面是由于胚胎组织增生能力强，更有发生异常增长的可能；另一方面可能是母亲怀孕期间有致癌因素通过母体作用于胎儿。此外，有些儿童肿瘤与遗传关系密切，如视网膜母细胞瘤和肾母细胞瘤都有明显的遗传倾向。有的患儿甚至兄弟姐妹同时患视网膜母细胞瘤。

从肿瘤的种类和发生部位来看，成人常见的肿瘤以胃癌、食管癌、肺癌、子宫颈癌等上皮性肿瘤为主，而儿童中这些肿瘤非常罕见。儿童肿瘤最常见的是白血病、中枢神经系统肿瘤及肾肿瘤，其中急性白血病的发病率最高，约占儿童肿瘤的62%。其他如恶性淋巴瘤、肾母细胞瘤、视网膜母细胞瘤、神经母细胞瘤、骨和软组织肉瘤也是常见的儿童肿瘤。

从病情发展和治疗方面来看，由于儿童处于生长发育阶段，而且胚胎组织增生能力强，所以儿童肿瘤的生长速度比成人肿瘤快得多，病情发展也快。然而，这种特点又为儿童肿瘤的治疗提供了有利的条件，特别是放疗和化疗对生长快的肿瘤细胞破坏力强。所以这两种疗法对儿童比对成人疗效好，治愈率高。例如，急性淋巴细胞白血病经化疗后，50%患儿可以存活5年以上；肾母细胞瘤手术切除后，配合放疗和化疗，约有80%患儿可以治愈。但要取得满意的疗效，关键还是要早发现、早诊断、早治疗。

34 癌症的发生与性别有什么关系

从人的解剖、生理来说，男性与女性不相同，如生殖系统就截然不同。卵巢、输卵管、子宫、阴道、外阴及胎盘部位的肿瘤是女性所特有的，而睾丸、前列腺、精囊、阴囊及阴茎部位的肿瘤是男性所特有的。这些肿瘤产生的组织器官不同性质，恶性程度也不尽相同。除此以外，其他恶性肿瘤男性和女性都可患，但男女发病比例有所不同。总的来说，男性癌症的发病率和病死率均高于女性。男性癌症约50%发生在呼吸道（咽、喉、气管、肺）和上消化道（口腔、食管、胃及十二指肠），而女性癌症约50%发生在乳房和女性生殖系统（子宫、卵巢、阴道）。

癌症发病率男性高于女性，且发病率随年龄的增长而增加。在男性这种情况尤为明显。不同年龄阶段男、女性癌症发病率也有所变化，一般10岁以下，男性发病率高;15~60岁，女性发病率高;35~50岁女性发病率明显增高。这可能是因为乳腺癌和子宫癌在这个年龄段发病率较高的缘故。超过60岁则男性癌症发病率明显高于女性。

为什么会出现这些性别差异呢？有学者认为可能与以下因素有关。

（1）生理结构差异：如90%喉癌发生在男性，可能与喉是男性性激素的靶器官有关。实验证明，喉癌患者中血清睾酮的含量较高。乳腺癌和子宫颈癌都被认为与雌激素的异常分泌有关。

（2）生活方式的差异：至少在中国嗜烟、酗酒者多为男性，二者都可能诱发肿瘤。

（3）工作差异：一般男性活动范围较大，从事有可能暴露于致癌因素工种的机会较多，如采矿、石化等。

（4）性格差异：相对而言，男性性格外向居多，社会活动也较多，更容易受到一些精神因素的影响和刺激。

总之，癌症并不是传染病，不会由患者传染给健康人。

㉟ 癌症的发生与环境有什么关系

癌症的发生和患者的生活环境有密切的关系。环境致癌学说认为，在人类恶性肿瘤病因中，有 80%~90% 是由环境因素引起。该学说已由一些地理流行病学和移民流行病学的研究所支持。目前发现的与癌症发生有关的环境因素很多，按其性质有化学的、物理的和生物的三大类，而其中化学性因素占主导地位。关于环境致癌物的来源主要有以下几个方面。

（1）空气、水等环境污染：水和空气是人类生存的环境要素。随着工农业的发展，环境污染日趋严重，而环境污染物中有许多属于致癌物或促癌物，如煤的燃烧、机动车排放的尾气及工业废气都含有致癌物。所以许多资料证明，工业城市中肺癌病死率高于非工业城市和农村。

（2）食物：食物与癌症的发生关系十分密切，现已知食物中的霉菌、食品添加剂、亚硝胺类化合物，某些植物的有毒成分等都有致癌和促癌作用。

（3）职业暴露：在生产环境，可以接触到多种化学物质，其中有些是致癌的，由于工人长期暴露可致职业性癌。但一般来说，由于职业性癌来源明确，故可通过采取积极的预防措施而达到有效的预防目的。

（4）药物：现已发现有些药物有致癌作用。

（5）不良的生活习惯：目前已有许多研究证明吸烟会增加恶性肿瘤的发病率，尤其是肺癌。美国肿瘤协会报道，45~64 岁人群吸烟与不吸烟者恶性肿瘤病死率的比例：肺癌为 1∶7.84，食管癌为 1∶4.7，全部肿瘤为 1∶2.14。

㊱ 癌症的发生与遗传基因有什么关系

基因来自父母。由于基因缺陷，一些人天生容易患上某些疾病。也就是说，人体内的一些基因型的存在会增加罹患某些疾病的风险，这种基因就称为疾病易感基因。

现代医学研究证明，除外伤之外几乎所有的疾病都与基因有关，如血液的不同血型一样。人体中正常基因也分为不同的基因型，即基因的多态性。不同的基因型对环境的敏感性不同，敏感基因型在环境因素的作用下可引起疾病。另外，异常基因可以直接引起疾病，这种情况下产生的疾病称为遗传病。

基因通过其对蛋白质合成的指导，决定人体吸收食物、从身体中排除毒物和应对感染的效率。根据基因的特点和特性，绝大部分疾病都可以在基因中发现病因，癌症也不例外。一般来说，引起疾病的根本原因有3种：①基因的后天突变；②正常基因与环境的相互作用；③遗传的基因缺陷。

第1种与遗传有关的疾病有4 000多种，通过基因由父母遗传获得。

第2种和第3种所导致的疾病是常见病，例如心脏病、糖尿病、多种癌症等，是多种基因和多种环境因素相互作用的结果。

基因是人类遗传信息的化学载体，决定我们与前辈的相似和不相似之处。基因正常的时候，我们的身体能够发育正常、功能正常。如果一个基因不正常，甚至基因中一个非常小的片段不正常，都可以引起发育异常、疾病、癌症，甚至死亡。

37 吸烟者为什么易患癌症

众所周知吸烟危害身体健康，这一事实已被大量的医学研究所证实；同时，吸烟与癌症的发生有着密切的关系，也被现代医学所证实。据统计，吸烟者癌症的发生率较不吸烟者高7~11倍，尤其是肺癌与吸烟的关系更为密切。约有80%的肺癌是由于长期吸烟引起的，每日吸烟量越多，吸入得越深，开始吸烟的年龄越小，吸烟的时间越长，所吸香烟内焦油含量越高，则诱发癌症的危险性也就越大（图1-8）。

吸烟会导致肿瘤，可能与以下几个方面有关。

1）研究发现，烟草植物在生长过程中，从自然界摄取大量的放射线

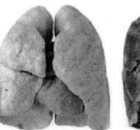
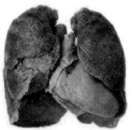

正常人的肺　　　　　　　　吸烟者的肺

图 1-8　正常人的肺与吸烟者的肺比较

物质，如钋 210、铅 210。吸烟时在使香烟燃烧的温度下钋 210 就可挥发，并和其母体的铅 210 一起随烟雾进入肺内，在肺内积聚并不断地发射出人眼看不见的射线 α-粒子流，使支气管分叉内的黏膜表面和肺组织不断地受到照射，其剂量比不吸烟者大 26 倍。由于钋 210 在支气管内分布的不均匀性，它将在支气管上皮和肺组织的某些部位产生相当高的照射剂量，这种照射会影响肺组织的代谢，引起基因突变，促发或促进癌生长。

2）烟草及烟草燃烧的烟雾中含有多种化学致癌物质，其中以苯并芘为代表的多环芳烃就有十几种。苯并芘是公认的化学致癌物质，与肺癌的发生关系密切。有人估算，每天吸 20 支烟，可吸入苯并芘 700 毫克。

3）吸烟和大气污染在致癌过程中有协同作用，即吸烟与大气污染同时存在时，具有相互促进导致肺癌的作用。吸烟本身也可以造成空气污染，危及周围人群。

4）在相对湿度大的环境中，烟草极易受潮发霉，繁殖大量的霉菌，其中有黄曲霉、黑曲霉、灰绿曲霉、烟曲霉和黑根霉等。这些霉菌不仅使烟草发出难闻的味道，而且会导致某些肿瘤的发生。

吸烟的种类与吸烟的关系并不大，即无论是纸烟还是雪茄，无论是有过滤嘴还是无过滤嘴，致癌性都差不多。如在吸烟的同时再加上喝酒，则会大大增加患癌症的危险性。

除肺癌外，呼吸系统、消化系统和泌尿系统的某些癌症也与吸烟有一定关系。因为致癌物质可以通过肺部吸收，造成全身危害，促进口腔癌、食管癌、胰腺癌、膀胱癌的发生。

因此，吸烟对身体的危害很大，尤其是青少年朋友不要染上吸烟的恶习。已经吸烟的朋友，为了自己的身体健康同时也为了维护家人和周围人的健康，应该尽早戒烟、少吸烟。何时戒烟都为时不晚，能起到预防肺癌的作用。一般戒烟10~15年后，患肺癌的危险就与不吸烟者相似了。

38 被动吸烟者也易患癌症吗

吸烟不但害己而且还危害周围的人。被动吸烟的人所受的危害有时比主动吸烟者更大。有人调查过女性肺癌患者，绝大多数她们的配偶有吸烟的习惯。美国国立环境卫生科学研究所调查了1 500名癌症患者的父母和配偶的吸烟情况，并与对照组（一些与癌症患者从事相同工作，且有吸烟习惯的人）作了比较。结果表明，家庭成员中每多一位吸烟者，就明显增加了家庭全体成员患癌症的危险性。最后统计结果显示，家庭中有1个成员吸烟，不论是父母还是配偶，其成员患癌症的机会是不吸烟家庭的1.4倍，有2个成员吸烟则高达2.6倍，这种机会对吸烟者和不吸烟者都是一样的。结果还发现，有3个或3个以上吸烟者的家庭，患白血病、乳腺癌、宫颈癌的危险性分别比不吸烟家庭高6.8倍、3.3倍和3.4倍。

另一方面，虽然被动吸烟只吸入少量烟雾，但其中的毒性化学物质如苯并芘、甲苯、二甲基亚硝胺的量却分别是主动吸烟者的3倍、6倍和50倍。此外，还发现不吸烟的成人、儿童，甚至是胎儿（通过孕妇）与吸烟者接触，在被动吸烟后，香烟中的硫氢酸盐等就会在他们的血液中、尿液中、唾液中出现。由此可见，被动吸烟者同样存在易患癌症的风险。

39 放射线会导致癌症吗

各种放射线，包括X线、放射性物质释放的射线、中子射线等，都可能引起或促进癌症的发生。放射线导致癌症的作用与放射的方式、剂量、受辐射者的年龄及照射部位有关。放射线可以引起很多恶性肿瘤，常见的有白血病、皮肤癌、骨肉瘤、淋巴系统的恶性肿瘤和甲状腺癌等。

放射线导致恶性肿瘤的机制目前尚不清楚，可能是放射线破坏了细胞遗传物质 RNA 的结构，使细胞生理机制遭到破坏，结果演变成恶性肿瘤；或者是放射线减弱了免疫功能，产生阻断抗体类物质，促使肿瘤生长。

放射线大体分为天然射线和人工射线两种。天然射线剂量很低，对人类不足为患。一般来说，人体所受辐射的剂量越大，发生癌症的危险性也越大。研究发现，患肺结核的女性常做胸部 X 线或透视检查，患乳腺癌的机会显著增加。母亲在孕期接受 X 线检查，其胎儿出生后患恶性肿瘤的概率比未接受 X 线照射者增加 50%。尽管 X 线检查是诊断疾病的一种有效手段，但目前认为有必要强调避免 X 线检查被滥用，只有在有适应证时才使用。放射线对人体的组织、器官有不同程度的损害，特别是对造血系统、性腺、晶状体等影响更大。所以婴儿和儿童的透视、拍片和先天性畸形定位性检查应尽量减少。孕妇特别是妊娠 3 个月以内不得摄腹部 X 线平片，有些检查如骨盆测量必须在足月以后进行。

彩色电视机和电脑的荧光屏也会产生荧光辐射，不过它们产生的辐射量很小。如整天看电视一年所受的辐射量不过 0.48 戈瑞（Gy），使用电脑 1 年也只受到 0.17 Gy 的辐射，这些剂量远不足以致癌。

④ 紫外线会致癌吗

阳光是人类生存的物质基础，是世界上巨大的能源来源，同时也是人类皮肤癌最主要的致病因素。日光中含有紫外线成分，长期日光暴晒及紫外线辐射，对人类及动物的皮肤都有致癌作用。但日光及紫外线引起皮肤癌需要有一定的条件。首先不是所有紫外线都是致癌的，具有致癌作用的只限于紫外线的中谱，即波长为 270~340 nm[2 700~3 400 埃（Å）] 的光谱范围;其次，只有过度及长期接受日光及紫外线照射才会发生，如在干燥、阳光充足或高山地区户外工作的人员及海员。皮肤和毛发浅的白种人容易发生皮肤癌，黑种人和其他有色人种由于皮肤的防御能力强，很少发生皮肤癌。过量的日光浴，是引起皮肤癌的重要危险因素之一。人们把晒变成棕色的皮肤看成健康与美丽的象征，为达到所谓的"健美"而承受导致皮肤癌的危险是不值得的。过量的紫外线照射会干扰皮肤内胶质纤维的产生，以致皮肤丧失弹性，过早使皮肤出现皱纹。大量的紫外线能破坏机体免疫系统的功能，使正常的人体免疫功能低下，因而助长癌细胞分裂。日光浴有使紫外线在体内积累的作用。日光浴者年复一年地在夏天的烈日下暴晒，他们患皮肤癌的危险性随着日光浴的时间延长而逐年增加。对于需要长期户外工作的人员，如地质勘探人员、室外体育项目运动员等，应采取相应的防护措施，如戴帽、穿长袖衣服及涂防晒油（膏）等，以缓解过度日晒引起的危害。

㊶ 外伤、慢性机械性刺激会致癌吗

慢性机械性刺激或外伤是否会导致癌症，目前尚无定论。有的学者认为，慢性机械性刺激和外伤可能仅仅是促癌因素，它可以导致组织的慢性炎症和非典型增生，在有致癌因素作用的条件下，可诱发组织癌变。人们注意到，在现实中确实有一些慢性机械刺激促进癌症发生的现象。比如舌癌发生在龋齿、断齿或不合适的义齿长期摩擦之处;胆囊结石症可合并胆囊癌;用陶土烟斗抽烟的哥伦比亚黑人妇女，由于烟斗锐利边缘经常刺激摩擦，得唇癌者较多。

然而许多癌症发生前，并不能肯定曾经受过慢性机械性刺激，也不是所有慢性机械性刺激最后都导致癌症的发生;相反，有些容易受到慢性机械性刺激的部位，如手掌、脚掌和牙龈却很少发生癌症。所以，目前至少不完全肯定慢性机械性刺激的致癌作用。

关于外伤，有人也注意到多胎多产引起子宫颈裂伤者可患子宫颈癌，部分阴囊挫伤者可引起睾丸肿瘤，不少骨肉瘤和乳腺癌患者在肿块发生前该处有受伤的病史。对以上各种现象，目前医学界尚无令人满意的解释。有人认为可能外伤可使敏感的细胞增生，从而增加了致癌的机会。外伤能否使良性肿瘤恶化，目前尚无证据，但外伤可使恶性肿瘤出血、坏死或感染，可能加速其增生速度及促进扩散和转移。

42 常见的化学性致癌物有哪些

人类癌症约 80% 是由于与外界环境接触而引起的，其中大多是化学致癌物。工业的发展给人类赖以生存的自然环境带来了很大的改变，如"三废"污染及各种新的化学物质不断合成。目前世界上各种天然的或合成的化学物质有数百万种，如按化学结构可分如下种类。

（1）亚硝胺类：这是一类致癌性极强，能引起动物癌症的化学致癌物质。在变质的蔬菜及食品中含量较高，能引起消化系统、泌尿系统等多个系统癌症。

（2）多环芳香烃类：这类致癌物以苯并芘为代表，将它涂抹在动脉皮肤上，可引起皮肤癌，皮下注射可诱发肉瘤。这类物质广泛存在于沥青、汽车尾气、煤烟、香烟及熏制食品中。

（3）芳香胺类：广泛应用于橡胶、制药、印染、塑料等行业，可引起泌尿系统癌症。

（4）烷化剂类：如芥子气、环磷酰胺等，可引起白血病、肺癌和乳腺癌等。

（5）氨基偶氮类：主要存在于纺织、食品中的染料，如猩红、奶油黄等，可诱发肝癌。

（6）某些金属，如铬、镍、砷等也可致癌。

以上各种物质，有的是其本身有致癌作用，有的则是通过机体的代谢后变为致癌物质。

43 病毒会致癌吗？哪些病毒与癌症的发生有关

大量研究证明，病毒与癌症的发生是有关联的。病毒对动物的致癌作用已经肯定，对人类的致癌作用目前尚在进一步研究之中。已有实验证明病毒可以致癌。但直到现在还没有从人体中已癌变的细胞中找到病毒，专家认为病毒致癌的机制是由 DNA 构成 DNA 病毒的遗传物质嵌入人体正常细胞的 DNA 中（整合）；或由 RNA 构成 RNA 病毒在 DNA 转录中在酶的帮助下制造出含有其本身信息的 DNA，并使这种 DNA 嵌入正常细胞的 DNA 中，从而导致正常细胞的结构改变，引发癌症。

目前认为，EB 病毒与鼻咽癌、传染性单核细胞增多症（IM）、多发性 B 细胞淋巴瘤及伯基特淋巴瘤有关。单纯疱疹病毒与子宫颈癌有关。人乳头瘤病毒（HPV）与舌癌、喉癌，特别是宫颈癌有关。C 型 RNA 病毒与白血病有关，B 型 RNA 病毒与乳腺癌有关，乙型肝炎病毒（HBV）与肝癌有关，人类免疫缺陷病毒（HIV）与卡波济肉瘤有关等。

那么，是否所有的癌症都是由病毒引起，而病毒是否一定会引起癌症呢？目前尚不能做出肯定的回答。事实上，致癌过程是个非常复杂的过程，很可能是多种因素相互作用的综合结果。在这一过程中，病毒也扮演了一个重要角色。目前科学家正在用病毒实验通过专门技术获得纯的抗体，注入人体后可产生其对应的抗体以对抗病毒的致癌作用。如 EB 病毒的抗体可预防鼻咽癌的发生，丙型肝炎病毒抗体具有抗肝癌作用。若能以同样的道理制备很多种类癌症病毒抗体，也同样可以预防该种病毒所引起的癌症。

44 癌症的发生与寄生虫感染有什么关系

寄生虫病是常见病，寄生虫与肿瘤发生的关系也是人们一直在研究的问题。目前认为有些种类的寄生虫可能与某些癌症的发生有关。

与癌症发生有关的寄生虫有华支睾吸虫和血吸虫等。华支睾吸虫寄生在肝内二级胆管及胰腺导管内，可刺激导管内皮增生，其中一部分可发展为肝脏原发性胆管细胞癌，其机制可能有两方面：一是华支睾吸虫寄生在肝内胆管，虫体游动时，对胆管造成机械性刺激；二是虫体能分泌某些毒性物质。虫卵的某些代谢产物的化学性刺激及慢性炎症等因素综合作用诱发癌症。

与血吸虫有关的癌症有膀胱癌、大肠癌等。在埃及，膀胱曼氏血吸虫病与膀胱癌的发生关系密切。膀胱癌同时伴有血吸虫病者约占 90%，两者有明显的因果关系。在日本和中国，血吸虫与大肠癌的发生也有密切的关系。在我国，大肠癌的分布以浙江、福建、江苏、上海等长江中下游地区为高发区，而这些地区也是我国血吸虫病的高发区。

当然，患过血吸虫病和肝吸虫病的患者也不必紧张，因为现在医疗水平提高了，只要及时治疗，这两种寄生虫病均容易治愈。发生膀胱癌、大肠癌或肝癌者毕竟少数，主要发生于那些未经治疗、反复感染或出现肝硬化、结肠息肉样变等并发症的患者身上。尽管如此，需积极防治这些寄生虫病，一旦感染致病要及时彻底治疗。

45 癌症的发生与机体的免疫状态有关吗

机体免疫系统具有识别异常突变的细胞或癌细胞的作用，并将其消灭或破坏，以防止癌症的发生，这就是免疫监视功能。机体内的 T 细胞能识别癌细胞，在接受癌细胞刺激后转化成能攻击和杀伤癌细胞的致敏淋巴细胞，有着免疫监视功能。胸腺是免疫系统中的重要器官，实验证明胸腺及与之有关的细胞免疫在抑制癌生长中起重要作用。一部分淋巴细胞只有在胸腺体液因子的作用下，才能分化出具有免疫活性功能的 T 细胞。胸腺摘除的动物和胸腺先天发育不全者，都会出现免疫缺陷，而其肿瘤发生率也增高。有人测定随年龄增长而胸腺逐渐萎缩，胸腺素水平进行性下降，癌症发生率也随之增高。除了致敏的 T 细胞外，K 细胞、NK 细胞及巨噬细胞也有杀伤癌细胞的免疫监视功能。由 B 细胞分化而成的浆细胞产生对各种癌细胞起破坏作用的特异性抗体，在抗肿瘤体液免疫方面同样具有重要的作用。例如，癌症抗原刺激机体产生的补体依赖细胞毒抗体。当抗体与癌细胞结合后，在补体存在下，可有效地破坏癌细胞。又如抗肿瘤的 IgG 型抗体可以帮助 K 细胞杀伤癌细胞等。

原发性和继发性免疫缺陷者，容易发生肿瘤且多在淋巴组织。继发性免疫缺陷可见于医源性免疫缺陷，如长期应用免疫抑制剂的器官移植者容易发生癌症。接受大量放疗和化疗引起的免疫抑制可能导致患者在原有癌症有效治疗的同时产生另一种癌症。这可能是由于长期或大量使用免疫抑制药物损害淋巴网状系统免疫监视功能，降低机体对癌症细胞或突变细胞的监视功能所致。

现代医学认为，人体约有 10 万亿个细胞。一个人每天可能有数以万计的细胞由于种种外因和内因发生恶变，但被人体强大的免疫系统不断消灭或抑制，一般不会发病。因种种原因如营养不良、身体虚弱、长期过度疲劳或精神紧张和精神创伤等破坏了免疫系统，免疫功能降低，对癌细胞监控失灵，癌细胞趁机大量滋长，其增长速度超过了免疫系统识别、清除癌细胞的速度，这时癌症就会发生。所以如何经常保持人体免疫防卫系统的完整、协调和强大，是癌症预防的关键所在。

肿瘤免疫是个复杂的问题，许多免疫机制和肿瘤逃避免疫监视机制尚未明了，还有待进一步的研究和阐明。

46 癌症的发生与内分泌功能紊乱有关吗

大量临床观察和动物实验证明，内分泌功能紊乱和失调可能是多种癌症发生的内在因素。

内分泌腺能分泌一种叫"激素"的特殊化学物质，激素分泌后进入血液，通过血液循环到身体各部位，具有刺激和调节人体生长发育、生殖等多种生理功能的作用。正常情况下，内分泌系统的自我调节能力和神经系统的调控能力总是处于相对平衡的状态，但是由于在某些因素的作用下可能会发生内分泌功能紊乱的情况，激素平衡失调，从而导致某些组织的细胞发生癌变。目前发现与癌症有关的激素多是促使细胞生长的激素，例如，雄激素、雌激素、促性腺激素、促甲状腺激素等。雌激素中的雌酮及雌二醇对乳腺癌的发生有直接的作用，催乳素在乳腺癌的发展过程中有促进作用，而雌三醇与孕酮则被认为有预防癌症的作用。动物实验已证实，雌激素能诱导小鼠发生鳞癌，前列腺癌的发生也被认为与性激素有关，可能是因为血液循环中的雄激素与雌激素的比例失调。有研究发现，在性功能较强的人群中，前列腺癌的发病率较高，而在睾丸切除后的病例中很少有此病发生。动物实验还表明，如果卵巢长期受过度的促性腺激素的刺激，会引起卵巢癌；若设法阻断或抑制这种激素的作用，则可防止卵巢癌的发生。

通过大量的研究，目前可确定与内分泌紊乱有关的癌症有乳腺癌、卵巢癌、子宫癌、甲状腺癌、前列腺癌和睾丸癌等。

47 食品中可能有哪些致癌物质

（1）食品中的自然致癌物

1）亚硝基化合物：这是一种较常见的致癌物，在动物体内、食品中和环境中皆可有其前体物质（胺类、亚硝酸盐及硝酸盐）合成。这些前体物质可以在多种食品中发现，尤其是质量较差的不新鲜食品（如剩菜、腐烂的蔬菜和水果等）。人体合成亚硝酸盐化合物的主要部位在胃，尤其是患萎缩性胃炎或胃酸不足时，可由食物中的亚硝酸盐及胺类合成。在动物及人胃液中都曾测出过亚硝酸盐化合物。

2）高脂饮食：研究发现，高脂饮食易导致乳腺癌、子宫癌、大肠癌。这在一些发达国家尤为多见。

3）高浓度酒：高浓度酒中含有的酒精浓度也高。酒精是表面消毒剂，高浓度的酒精可以使消化道黏膜表面的蛋白质变性，从而导致癌症的发病。

（2）食品污染中的致癌物

1）许多食品可被大气中的多环芳烃污染，这类物质已被证实具有致癌作用，尤其是苯并芘具有强致癌活性。这些物质多来源于采暖系统、工业系统和交通运输的污染，它们不但通过大气，还可以通过水、土壤污染等途径积聚于食物中。

2）许多食物如谷物、瓜果、蔬菜可被农药污染，生活中常用的杀虫剂、洗涤剂中也可能含有致癌性化合物。

3）一些激素类制剂可通过兽医治疗或加入饲料而进入动物体内，当人们食用这些畜、禽时，便可摄入残留在这些畜禽体内的激素。实验表明，雌激素和孕激素均能诱发与内分泌系统有关的癌症。

4）一些食品包装材料，如塑料袋、报刊印刷品、包装箱上的石蜡等都可能含有多环芳烃类物质，均可能有潜在的致癌性。

（3）食品添加剂中的致癌物：食品添加剂包括防腐剂、食用色素、香精、调味剂及其他添加剂。目前市场上许多袋装食品都含有防腐剂，防腐剂内含有大量亚硝氨类物质，这类物质具有促癌作用。

（4）食品加工、贮运时产生的致癌物：在熏制和盐腌食品中，含有大量的多环芳烃类致癌物，并且高浓度的盐分不但会降低胃黏液蛋白的浓度，而且会破坏胃黏膜屏障的保护作用，使进入消化道的致癌物质直接进入胃黏膜，从而诱发癌症。另一方面，高盐食物也能造成胃黏膜溃烂，引起癌症的发生。酸菜中含有大量的亚硝酸盐和硝酸盐，这些物质在一定条件下，可与胺类中二级胺结合而形成致癌性极强的亚硝胺类化合物。胺类不仅在自然界中大量存在，而且霉菌常能促使食物中的二级胺大大增加。

食物贮存不当可能会霉变，霉变的粳米、玉米、花生中所含的黄曲霉素对人和动物都有很强的致癌作用。

48 为什么不能吃霉变的食物

霉变的食物中含有大量的霉菌及其毒素，两者皆与癌症的发生有着密切的关系。有些霉菌本身可能会致癌，例如肺癌的发生与霉菌性肉芽肿的发生有一定的关系。食管及口腔假丝酵母（念珠菌）病患者有可能部分发展成食管癌和口腔癌，而且食管癌与食管霉菌病发生在同一部位。另外，有的霉菌可使食物中的亚硝酸盐和二级胺的含量增高，从而为这些物质合成为致癌的亚硝氨类化合物提供了基础。

霉菌毒素是霉菌代谢产生的有毒产物，目前发现有 150 多种霉菌可产生毒素。霉菌毒素有 200 余种，现在已知的有致癌作用的霉菌毒素有黄曲霉素、杂色曲霉素、岛青曲霉素、皱褶霉素、灰黄霉素、展霉素，其中黄曲霉素是一种致癌性很强的物质。研究发现，食物的霉变大多与黄曲霉素有关。黄曲霉素产生黄曲霉素 B_1，它是一种前致癌物，通过混合功能氧化酶的环氧化作用变成 2，3- 环氧化黄曲霉素 B_1，再经过化学变化成为带正电荷的亲电子分子，最终成为致癌物。

大量的调查研究发现，凡粮食或食物中黄曲霉素污染较严重的地区，肝癌的发病率也较高。我国肝癌的高发区在江苏的启东、广西的扶绥地区。这些地区均处于温度、相对湿度较高的三角洲地区，粮食易于霉变。对上述地区某些粮食抽样表明，各种粮食，特别是玉米和花生，由于发霉而含黄曲霉素的量有的已超过动物诱发癌症所需的最低剂量。我国黄曲霉素对粮食的污染，在南方较为严重，受污染的粮食以玉米、花生尤甚。因此，粮油食品的防霉去毒工作十分重要。在家庭中一定要注意，千万不可食用霉变的食品。

当然，并不是所有的霉菌都会产生毒素，日常食用的食品中有不少是酿造发酵的食物，如酱油、腐乳、馒头等，由于选用的都是无毒霉株发酵，对人体是无害的。

49 为什么提倡少吃焦化、烟熏食品

熏鱼、熏鸡、火腿、腊肉和香肠等熏制食品风味独特、香气诱人，在许多地方是特色食品，然而在这些熏制食品中，常含有多环芳烃类化合物，常年食用，尤其是吃熏制过度及焦化的食品有致癌的风险。与熏制食品关系密切的是胃癌和肠癌，多环芳烃类化合物是煤炭、木材、石油等有机不完全燃烧的产物，目前已知的多环芳烃化合物有 200 余种，其中 3，4-苯并芘有很强的致癌作用。

熏制食品中所含苯并芘的来源：熏烟中含有此类物质，在熏制过程中会污染食物；肉类本身所含的脂肪在熏制时，如果燃烧不完全，也会产生苯并芘；烤焦的淀粉可产生这类物质。

研究表明，从煎烤或烟熏的牛肉、鱼表面切下的焦痂物质具有很强的致突变性，远远超过其中苯并芘或多环芳烃类化合物所引起的突变作用。有学者认为这与食品热裂解产物有关。这类热裂解产物种类较多，比较复杂，将其总称为氨基咪唑并氮杂芳烃（AIA）。在煎烤的动物性蛋白（如牛、猪、羊、鸡、鱼类的蛋白）及加工产品（如咸肉、火腿等）中都能检测出此类物质。在模拟实验中了解到这类产物主要因肌酸、肌酐再加上一些氨基酸，有时需有糖的存在，加热到 200℃以上 4 分钟后即可形成。根据这类物质产生的条件看，微波炉短时加热及水煮是避免或减少形成 AIA 类化合物的有效预防办法。

熏制食品致癌性的决定因素：①与食入量有关。食入得越多，摄入的苯并芘等致癌物也越多，所以熏制食品不能作为日常食品。②与熏烤方法有关。最好选用优质焦炭作为熏烤的燃料，熏烤时食物不得与火直接接触，熏烤时间不宜过长，尤其是不能烤焦。③与食物种类有关。肉类熏制品中致癌物质含量较多，而淀粉类熏烤食物，如烤白薯、面包等含量较小。

当然并不是说熏烤食品不能吃，一些熏烤食品作为某些民族的传统食品，偶尔吃一些还是别有风味的，也是安全的，但是考虑到它有潜在的致癌性，所以不宜长期食用。另外，如果是家庭制作熏制食品，要注意熏制方法，选用优质焦炭作为燃料，避免过度熏烤。

50 饮酒与癌症有什么关系

人类饮酒已有几千年的历史，少量饮酒可以加快血液循环，轻度兴奋神经系统，舒松关节肌肉。医学研究证明，少量饮酒可以减少和缓解心血管疾病、癌症和某些其他疾病，但是过量饮酒会使一些癌症的发生率和病死率增加。国际抗癌研究中心对此作了全面评审，肯定并重申了这一结论。

酒类饮料的化学成分极为复杂，除乙醇外还有许多成分。酒中含有的危害物可能有亚硝酸氨类化合物、霉菌毒素、氨基乙醇乙酯、石棉（由石棉滤酒中带入）及原料果品上覆着的残留农药和砷剂。以上这些都已明确是致癌物，如混入甲醇或乙二醇则更具毒性。

与过量饮酒有关的癌症有咽喉炎、食管癌、肝癌。有研究发现，吸烟与过量饮酒有协同致癌作用。乙型肝炎病毒及黄曲霉素感染与肝癌的发病关系中，过量饮酒有明显的协同增强作用。过量饮酒有导致遗传毒效应，如外围淋巴细胞染色体畸变、非整倍体及姐妹染色单体交换增加等。此外，怀孕妇女过量饮酒对胎儿有致畸作用。

大量饮酒还会加重肝脏的负担，损伤肝脏的代谢功能，并引起肝大、肝硬化，甚至导致肝癌。酒精通过损害肝细胞还能降低肝的解毒能力，包括对致癌物的解毒能力。慢性酒精中毒还会降低免疫功能。血中的 B 细胞和 T 细胞减少，功能降低，这些因素促进了多种癌症的发生。

作为溶剂或辅助剂，乙醇能够触发其他致癌物的致癌作用。对于一些已经明确的致癌物如亚硝酸类化合物、氯乙烯等，乙醇都可以增强其致癌作用。

酒精在人体的主要代谢产物为乙醛，是已经肯定的致癌物，绝大多数东方人由于遗传决定的酶系的关系，饮酒后肝脏及血液内乙醛的浓度较高且持续较久，应引起注意。

为了预防癌症，应推广饮低度酒和提倡适量饮酒或不饮酒。吸烟时不宜同时饮酒。

51 哪些癌症与饮食的关系密切

部分癌症的发生与饮食的关系密切，目前已发现一些饮食及饮食习惯是引起或诱发某种癌症的重要因素。从表 1-3 可看出几种常见癌症的发生均与饮食有一定的关系。

表 1-3　癌症的发生与饮食的因素

癌症	饮食因素	说明
食管癌	吸烟、饮酒。长期食入酸菜、泡菜、腌制及霉变食品。豆类、蔬菜、水果长期摄入不足。食物过干、过硬、粗糙、过烫	酒精直接刺激食管黏膜，且是多种致癌化合物的溶剂。腌制品多有霉菌污染，且亚硝酸盐、硝酸盐二级胺含量高
胃癌	肉干、火腿、香肠等熏制品。咸鱼、蟹酱、泡菜等盐腌制品。蔬菜、水果和牛奶长期摄入不足。喜食过烫食品。进食快、粗糙，三餐不定时	熏制食品中含有多环芳烃类致癌物。盐腌制品中含硝酸盐及亚硝酸盐
大肠癌	动物脂肪或高脂肪饮食。水果、蔬菜、粗粮摄入不足。嗜烟、酒	膳食中缺乏纤维素
乳腺癌及子宫癌	高脂饮食，喜甜食，肥胖	甜食可引起肥胖

癌症	饮食因素	说明
肝癌	长期食入霉变食品,如玉米、大米、花生等。酗酒。饮用水被污染。某些食品添加剂,如黄樟素	含黄曲霉素。酗酒会直接损伤肝细胞。污染的水中含多种有机致癌物
胰腺癌及胆囊癌	酗酒。高脂肪、高动物蛋白饮食。嗜饮咖啡	酒精、咖啡等可刺激胰腺和胆囊细胞,加重病情

52 为什么过分肥胖者易患癌症

有资料表明,过分肥胖者癌症的发生率较高,尤其是结肠癌、乳腺癌、卵巢癌。上了年纪的人容易肥胖,这是因为摄入的热量物质,包括脂肪、碳水化合物、蛋白质过多,而活动相对减少,剩余的热量转化为脂肪在人体内堆积。过分肥胖者之所以易得癌症,祸首是脂肪,而肉食是脂肪的主要来源。研究发现,多食牛肉、猪肉、动物脂肪者结肠癌发生率较高,而多食粳米、玉米、豆类及纤维类蔬菜者结肠癌发生率低。因此认为过多摄入高脂肪、牛肉及缺乏纤维素的膳食是诱发结肠癌的危险因素。一般认为动物性脂肪与结肠癌的关系较植物性脂肪更为密切,而结合型脂肪又较游离性脂肪密切,但植物性脂肪也是结肠癌的发生因素之一。

膳食脂肪不仅与结肠癌的发生有关,而且与乳腺癌的发生也有关系。大量的流行病学资料统计显示营养过剩,尤其是膳食中脂肪含量过高,是乳腺癌的发生原因之一。素食者和少食脂肪的妇女乳腺癌的发生率较低。牛肉、猪肉、奶油及人造奶油的消耗量与乳腺癌的发生率成正比。以鱼类为主食(不饱和脂肪饮食)的爱斯基摩人比以猪肉、牛肉为主食(饱和脂肪)的人乳腺癌发生率明显降低。

有人解释肥胖女性乳腺癌和子宫内膜癌发生率高,与其体内合成雌激素,特别是雌酮的水平提高有关,因而限制膳食热量、控制体重超标,可减少癌症的发生。肥胖的人比体重正常或稍轻的人更易患恶性肿瘤。实验证明，限制热量摄入可减少动物自发性肿瘤的发生率，延长肿瘤发生的潜伏期，并可抑制移植性肿瘤的发展。动物实验还发现，在用物理或化学因素诱发动物肿瘤时，用高脂肪喂养的动物比普通饲料喂养的动物肿瘤发生率高，出现时间更早。

关于高脂饮食促进癌症形成的原因，有学者认为：①肉类的多不饱和脂肪与脂肪酸分解后产生丙二醛（丙二醛有致癌作用），这种化合物对人的消化道作用明显。②过分肥胖者体内热量过剩，造成脂肪代谢障碍，体内胆固醇和脂肪酸过多，血中游离脂肪酸和胆固醇增高对细胞免疫、网状内皮系统和巨噬细胞的功能有抑制作用，抑制了机体的免疫功能，使癌细胞容易诱发和增殖。③环境中有许多物质是脂溶性的，只有溶解在脂肪中才能被人体所吸收，若食物中脂肪成分过多，则增加了这些有害物质被吸收的可能性。假如这些有害物质是致癌的，自然就增加了诱发癌症的机会。

除增加某些癌症发生的危险外，过分肥胖还给身体带来许多其他危害，如易患高血压、冠心病、糖尿病，因此应当控制热量的摄取，积极参加体力劳动和体育锻炼，保持合理体重。这是减少癌症发生、延年益寿的好办法。

53 癌症的发生与精神因素有什么关系

人的精神、情绪在很大程度上影响着人们的身体健康和日常生活。现代医学越来越重视精神因素在疾病发生、发展和转归中的作用。癌症是疾病中的一种，精神因素和癌症的发生也有一定的关系，不良的心理、精神刺激会促使癌症的发生和发展。有不少癌症患者在发病过程中有长期不正常的精神状态，如忧愁、紧张过度、抑郁等。严重的精神创伤、精神过度紧张和情绪过度抑郁，可能是癌细胞的活化剂。精神与癌症的关系在女性身上似乎更明显。例如，神经质的妇女或因长期抑郁而不能发泄怨气的妇女，比那些快乐型的妇女更易患乳腺癌。医学家们还发现一部分成功切除肿瘤后的患者中，复发患者往往是性格压抑而精神压力大的人。不良的精神、情绪能诱发癌症的机制尚不十分清楚，但可以肯定精神因素是癌症发生的诸多因素之一。保持良好的心态，对癌症和其他疾病都有一定的预防作用，并且能促进疾病的好转。因此我们应该讲究心理卫生，调节好自己的精神和情绪，对不良的精神刺激采取积极乐观的态度，做到心胸宽阔，乐观向上，使人体内抗癌症的积极因素得以调动。

54 癌症会传染吗

这是癌症患者及其家属经常会问到的问题。人类和癌症的斗争已有很长的历史，但古今中外从未有过关于癌症传染的明确记载。目前，还没有任何证据表明癌症会传染。在医院里，患不同种类的恶性肿瘤患者长期共处一室，多少年来也没有发现被传染的例子。长期与癌症患者接触的医务人员、患者家属，他们的癌症发病率也并不比一般人有所提高。可见，癌症不会传染，与癌症患者进行一般性的接触并不会被传染癌症。也正因为这样，迄今世界上还没有一个国家把癌症列为传染病，也没有一家医院对癌症患者实行隔离制度。

55 癌症会遗传吗

一旦患了癌症，患者总会担心自己的疾病会祸及家人，遗传给子孙；患者家属生怕自己迟早会成为癌症患者。即使是未曾有过癌症患者的家族成员，也时常会考虑癌症是否会遗传。

目前认为，在人类，有明显遗传倾向的癌症虽然存在，但是很少。现在已经发现了一些表现为显性和隐性遗传的癌症或癌前病变，如结肠癌、皮肤癌、乳腺癌、卵巢癌及原发性肝癌等。在发病比例上，与遗传有关的病例可高达 30% 左右，有关的突变基因可直接由双亲传给子代，在遗传学上称为单基因常染色体显性遗传，而白血病、肉瘤、脑瘤等则是另一种情况。双亲是癌症基因的携带者一般并不患癌症，由于子代患癌需要一对癌基因，因而近亲结婚的后代患此类癌症的可能性较大；非近亲结婚的子代不易患此类癌症。这类癌症的遗传倾向比较小，与遗传有关的病例仅占全部病例的 1% 左右，这种遗传方式称常染色体隐性遗传。

有关癌症遗传的研究表明，癌症的遗传规律颇为特殊，癌症并不直接遗传，所以遗传的是对癌症的易感性，而不是癌症本身。癌变理论认为正常细胞的癌变过程须经过其基因 2 次以上的突变过程才能完成。有癌症遗传倾向的人，在生殖细胞及胚胎发育阶段，全部体细胞往往已经过一次突变，因而在以后的生长发育中，比无遗传背景的人细胞癌变要容易得多。研究认为，癌症的发生是遗传因素和环境因素共同起作用的结果。

近年来，人们发现，在细胞的基因中至少有 15 种癌基因的存在，癌基因是一种存在于人和动物细胞中有特殊遗传顺序的基因。平时它处于休眠状态，并不表达，一旦被诱变物质激活，它就会"兴风作浪"，使正常细胞变成癌细胞。

迄今，由直接遗传决定的恶性肿瘤为极少数，它们都是儿童时期的恶性肿瘤，如视网膜母细胞瘤、神经母细胞瘤、肾母细胞瘤、结肠息肉综合征等。遗传性最为突出的是视网膜母细胞瘤，患者的后代约半数发病，但这种恶性肿瘤的发病率很低。

然而必须指出的是，恶性肿瘤并不是一种命中注定的不可避免的遗传性疾病，而是在很大程度上取决于人体状况。因此不能将恶性肿瘤与家族性和遗传性疾病画等号。仅少数恶性肿瘤有一定的家族或遗传性，而对绝大多数肿瘤来说遗传并不占主要地位。

从恶性肿瘤的防治角度来说，可以以某些遗传学指标为依据，将恶性肿瘤高发家族后代和某些隐性遗传性患者列为防治的重点人群。这可能是早发现、早诊断、早治疗恶性肿瘤颇有些成效的手段。此外，对有恶性肿瘤家族史的人，要改正不良生活习惯，对环境致癌因子采取积极的防范措施，并宣传避免近亲结婚。随着基因工程的研究日趋成熟，有理由相信，有朝一日可以对基因进行手术，切掉致癌的突变基因而代之以正常基因，使细胞癌变的基因不复存在，从根本上解决这种与遗传有关的"后顾之忧"。

56 癌症会自然消退吗

一般来说，癌细胞的生物学特性即其恶性行为是难以控制的，但有许多研究表明一些因素可使癌细胞部分恢复正常细胞的功能，即部分地使癌细胞转化为正常细胞的基因型或表型，最终使癌细胞的恶性行为部分或全部消失。所谓癌症的自然消退是指确诊为癌症的患者，未经特殊有效的治疗而癌症消失或好转，患者因而得到治愈。自然消退的癌症必须符合3个条件：病理组织学确诊为癌症，未经有效的治疗，癌症病灶确定缩小或消失。

癌症消退的原因是癌症本身的生物学行为发生了改变，这实际上是患者体内的内因促进发生这一转变。了解自然消退的意义，在于设法找到癌症生物学行为改变的原因与规律，以便利用这些条件促成转化。

常见的可自然消退的恶性肿瘤有4种：肾细胞癌、神经母细胞癌、恶性黑色素瘤、绒毛膜上皮癌。这4种恶性肿瘤占全部自然消退肿瘤的50%，但这4种恶性肿瘤只占全部癌症的4%。临床观察发现原发癌灶切除后，其转移癌灶较可能会自然消退。如切除子宫绒毛膜上皮癌后，可以使绒毛膜上皮癌肺转移病灶消退；切除双侧卵巢后，可以使卵巢癌的肺转移病灶消退。还有一些患者仅给予小量放疗或探查手术（未切除肿瘤）后，癌症自然消退。通过以上观察得知某些因素可能会促进某些癌症的自然消退。引起癌症消退的原因，有学者认为可能是：①内分泌的影响。以上4种常见可自然消退的恶性肿瘤都是与激素分泌有关的癌症，在自然消退的肿瘤中，1/4 可能与激素分泌有关，许多肿瘤对激素有依存性，改变内分泌环境能治疗和控制某些肿瘤。②免疫力的影响。免疫力增强，发热与感染某些抗原的刺激，均可提高机体的免疫功能。人体内有炎症感染或受抗原刺激时，体内白细胞、淋巴细胞增加，其他与之有关的免疫功能也随之提高，从而使肿瘤细胞的增殖得以抑制。③癌细胞的递转。癌细胞在一定的条件下有分化成为正常细胞的能力，如儿童常见的肾母细胞瘤有可能发展成为良性肿瘤。另外，切断供应肿瘤的血管，断绝肿瘤的营养供应，使肿瘤萎缩死亡，也可能是自然消退的原因之一。关于恶性肿瘤自然消退的详细机制及如何使恶性肿瘤发生人为的消退，目前仍在深入研究之中。

57 什么是肿瘤逆转

　　肿瘤逆转是指恶性肿瘤在某些体内外分化诱导剂存在下，重新分化而向正常方向逆转的现象。恶性肿瘤细胞不论在形态功能和代谢诸方面都类似未分化的胚胎细胞，但后者在个体发育过程中能在有关体液因子的调节下，随着胚胎的增长、发育而逐渐演变成为各种不同形态、功能和代谢的成熟细胞，这种现象称为分化。当组织恶变成肿瘤后，细胞的多种表型又回到了胚胎细胞的表型，这种现象称为去分化或反分化。在分化诱导剂的存在下，恶性肿瘤被诱导而重新向正常细胞的方向演变分化表现为形态、生物学或生物化学方面诸多标志向正常细胞接近，甚至完全转变成正常细胞，这种现象则称为重分化或再分化，也即逆转。以往报道的肿瘤自然消退现象，有部分原因可能是在内源性分化诱导剂影响下，肿瘤自发性分化逆转，但也可能是宿主自身免疫功能引起肿瘤细胞的杀伤。杀伤与逆转不同，后者在分化诱导剂的特殊作用下发生，一般不引起肿瘤细胞的杀伤。

58 为什么癌症患者会有发热

癌症患者往往有发热症状，有时发热较高，难以消退，如白血病、恶性淋巴瘤、肝肿瘤、脾肿瘤、骨肉瘤，以及肺、肾、肾上腺、胰腺肿瘤等。癌症患者都可伴有发热，有关发热的机制比较复杂，一般认为是以下原因所致。

1）肿瘤生长过于迅速，如血管的生长速度跟不上肿瘤的生长速度，或由于血栓、癌栓堵塞血管，造成供血不足。部分肿瘤组织中心可以发生坏死，并激发出白细胞释放内生致热源，作用于中枢神经系统而发热。

2）肿瘤（颅脑）浸润或压迫体温调节中枢，使其功能失常而发热。

3）造血系统恶性肿瘤（如白血病），当细胞大量破坏时，可释放出大量致热源而使发热。

4）肿瘤患者免疫功能低下，再加上放疗、化疗所造成的骨髓抑制，使白细胞生成减少及肿瘤局部压迫、梗阻、坏死等致使肿瘤患者容易合并感染而发热，如支气管肺癌堵塞可引起肺炎和肺不张，晚期乳腺癌、直肠癌破溃合并细菌感染等。此外，还有部分肿瘤发热原因不明有待进一步研究。

59 癌症为什么会引起疼痛

一般来说疼痛是人体的一种保护性反应，当机体受到伤害或在发生疾病时在相关部位会产生疼痛，使患者警觉，寻求积极求治，以避免身体发生进一步的伤害。癌症引起的疼痛与一般的疼痛有很大的差别，往往是持续性的剧烈疼痛。癌症引起疼痛的原因很多，一般认为有以下几个方面。

1）实质性器官肿瘤生长迅速，造成器官包膜紧张牵拉。

2）肿瘤压迫神经根或神经干，或直接发生在神经干上（如神经鞘瘤）。

3）晚期肿瘤浸润神经干、神经丛。

4）肿瘤引起空腔脏器（泌尿道、消化道）梗阻。

5）消化道肿瘤引起出血及穿孔。

6）肿瘤破溃感染并引起周围组织坏死。

7）肿瘤浸润血管，致使动脉闭塞，静脉淤血，局部缺氧可引起剧烈疼痛。

8）肿瘤浸润到淋巴组织产生炎症并释放多种化学致癌物质。

9）发生骨骼转移而引起骨折。

10）一些手术瘢痕和放疗、化疗后的不良反应也可以引起疼痛。

11）病情恶化、营养不良引起一系列病理生理的改变和复杂的心理活动可使疼痛加剧。

⑥ 肿瘤破溃后为什么会有恶臭

许多肿瘤在破溃之后会发出难闻的气味，这是由于恶性肿瘤生长迅速，常因血流供应不足而发生局部坏死、溃烂；又因癌症患者免疫系统多受到抑制，加之放疗、化疗的应用，使得肿瘤一旦发生感染，感染的细菌在分解坏死组织的时候，释放腐败的具有恶臭的气味。如鼻咽、口腔、直肠、阴道、阴茎、皮肤等部位的恶性肿瘤因与外界相通，其坏死组织亦受到多种杂菌及微生物的侵袭，这些微生物繁殖并分解坏死组织，就会产生大量带有腐败味的气体。

⑥ 为什么有些癌症患者会出现关节炎症状

在临床上，有时可见到因关节疼痛、关节红肿、关节活动受限而入院治疗的患者，经检查后被诊断为癌症。乍看起来，关节炎和癌症无相关性，其实不然。这些癌症患者的关节炎症状及体征，正是某些癌症的特殊早期临床表现。近年来的研究表明，某些并非发源于内分泌腺或组织的癌症也可以分泌类似多种激素、肽类或蛋白质，科学家把这种不是由内分泌腺或组织所分泌的来源异常的物质称为"异源激素"。多种癌症如肺癌、胃癌等都可以分泌异源生长激素，此种异源生长激素可刺激骨关节增生，导致肿胀、疼痛，出现肥大性骨关节病，类似肢端肥大症。这种骨关节病症可以比原发病灶的症状出现更早，如果此时把患者当关节炎治疗，必然延误癌症治疗。

本病的特征是，在原发病灶切除数周后，关节痛、肿胀及骨膜增生可渐渐消失，患者术前血浆生长激素过高，术后可降为正常水平。如肺癌患者可见到肺源性骨关节增生，临床上表现为杵状指及长骨骨膜炎，X 线片见骨膜炎可作为诊断依据。临床上病骨区有软骨组织肿胀、疼痛，以胫骨、腓骨、桡骨及尺骨远端较为明显，严重者可累及股骨、肱骨等。此外也可累及膝、踝、腕等大关节。这可能与雌激素、生长激素或神经功能有关，当手术切除原发灶后，骨关节病变可以缓解。

62 为什么癌症常伴有内分泌综合征

所谓内分泌综合征，是指由于癌症的激素作用所引起的一种远离肿瘤部位的综合征，临床上常可见到一部分癌症患者同时合并有类似内分泌系统异常的表现。这是因为：①某些非内分泌源性的肿瘤可以合成并释放某些激素，类似物质——异源激素，从而造成内分泌－肿瘤综合征。如肝癌可分泌一种类似胰岛素样物质，使某些肝癌患者在肝癌症状出现前数月，出现轻重不一的低血糖症。②因内分泌器官和组织发生肿瘤而刺激内分泌系统分泌大量激素，导致激素过多。常见内分泌－肿瘤综合征可见表 1-4。

表 1-4　常见内分泌 - 肿瘤综合征

癌　症	激素产物	综合征
胰腺癌、肺癌、类癌	促肾上腺皮质激素	皮质醇增多症
燕麦细胞癌	抗利尿激素	抗利尿激素综合征
支气管癌、食管癌、结肠癌、肾癌、乳腺癌、肝癌、肺癌	甲状旁腺激素	高钙血症
肺癌、肝癌	促性腺激素	男性乳房发育
滋养细胞癌、胃肠道癌	促甲状腺激素	甲状腺功能亢进
肝癌、肾上腺皮质肿瘤	促卵泡激素	性早熟
肺癌	绒毛膜促性腺激素	肢端肥大症
肺癌、肾癌	催乳素	溢乳
肾癌、肝细胞癌等	促红细胞生成素	红细胞增多症
胰腺癌	促胃液素	胰源性溃疡综合征

当肿瘤被切除或控制后，这些综合征即可消失，但肿瘤复发时又可重复出现，这对判断疗效有一定意义。具有此类综合征的患者，肿瘤的恶性程度较高，生长较快，预后较差。

63 幽门螺杆菌是胃癌发生的诱因吗

据估计，全世界约有一半人感染了幽门螺杆菌（图 1-9）。已证实幽门螺杆菌是引起消化性溃疡和慢性活动性胃炎的罪魁祸首，而胃溃疡和萎缩性胃炎又可能发展成胃癌。

那么幽门螺杆菌与胃癌的关系到底如何呢？

美国医学家经过长期研究后提出，大多数胃癌的发生可能经历了以下过程:浅表性胃

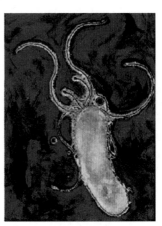

图 1-9　显微镜下的幽门螺杆菌

炎→萎缩性胃炎→肠上皮化生或异性增生→胃癌。大量的流行病学资料也表明，在胃癌发病率较高的地区，幽门螺杆菌的感染率也较高。

国外医学专家进行一项追踪研究，利用早年收集的人群血清库的资料，对提供血清者进行了长期随访，将他们中在提供血清后 6~14 年患胃癌者与同时提供血清的年龄、性别相同而未得胃癌者作了比较，发现胃癌患者血清中抗幽门螺杆菌抗体阳性率（阳性表示有幽门螺杆菌感染）显著高于未得胃癌者。幽门螺杆菌感染可使胃癌的发生危险性增加 3~6 倍。

近年来，日本学者经研究已证实，单纯幽门螺杆菌感染的蒙古沙鼠较未感染鼠出现胃癌的比例较高。

各种研究证实：幽门螺杆菌感染与胃癌的发生有密切关系。世界卫生组织下属的国际癌症研究机构已将幽门螺杆菌列为诱发胃癌的第一致癌原。

既然幽门螺杆菌会增加胃癌发生的危险性，为什么那么多的幽门螺杆菌感染者，却只有极少数人最终患了胃癌呢？这可能是由于不同患者体内幽门螺杆菌的毒力存在强弱差异。此外，还与遗传因素、环境因素等因素有关。因此，为了预防胃癌，必须采取一些综合措施，针对有胃溃疡病史者，有胃黏膜糜烂、萎缩、肠化生者，有胃癌家族史者，早期胃癌切除胃癌病灶者进行以根治幽门螺杆菌感染为重点的治疗。

治疗方法：①抗生素 + 质子泵抑制剂，常用的有阿莫西林 + 奥美拉唑；②抗生素 + 铋剂，常用的有克拉霉素 + 枸橼酸铋钾；③ 2 种抗生素 + 质子泵抑制剂，常用的有阿莫西林 + 甲硝唑 + 奥美拉唑。

以上方案适用于对青霉素不过敏者，对青霉素过敏者可以把阿莫西林换成庆大霉素或四环素。对甲硝唑过敏者可以把甲硝唑换成克拉霉素。有溃疡病者可以加上雷尼替丁或法莫替丁。以上方案连用 1 周对幽门螺杆菌的根除率能达到 80% 左右。

幽门螺杆菌传播途径广、复发率高，西医临床治疗的手段多样，方法也比较简单，但根治效果并不理想。治疗同时还应避免一些不良因素，改变不良的生活习惯，同时积极治疗慢性胃炎、胃黏膜萎缩、肠上皮化生等，以提高疗效，防止再度感染。

64 怎样解除癌症患者的心理困扰

家里一旦有了癌症患者，家属往往想到的是，哪怕倾其所有也要挽救患者的生命，于是家属会积极陪同患者治疗，小心翼翼地照顾患者的生活起居，但很少会有家属去顾及或揣摩患者每天在想什么？其实癌症患者除常被药物不良反应、伤口疼痛、口腔溃疡、脱发和造口不便等诸多身体不适困扰外，还存在着难以解除的心理痛苦，以致影响了他们的生活质量。针对这种现象，我们必须重视患者常见的心理问题，协助他们调节情绪，维持身心和谐，提高生活质量，延长生命。

想法一：会不会搞错了？我怎么会得癌症？

这种怀疑心理多出现在求生欲望强烈的中年患者中。得知自己可能得的是癌症后，患者会心情紧张，四处求医，在未得到最后确诊之前往往怀疑自己得的就是癌症，但是当医院给出确诊报告之后，又对报告产生质疑，怀疑癌症的诊断结果，不敢更不愿意去相信诊断结果。患者焦虑、烦躁，反复去医院检查求证，希望之前的诊断是误诊。

针对这种情况，家属不必过早勉强患者面对现实，应该耐心地陪伴患者走过这段弯路，逐渐引导患者正确求医，也可告知医生保守地告诉患者真实病情；通过医生的解释，让患者不再乱投医，逐渐接受事实，正确面对病情。

想法二：我是家人的累赘。

焦虑是癌症患者的主要心理，老年患者尤为突出。对能否治愈、有无并发症和后遗症及昂贵的医疗费用过分担心，尤其担心自己成为亲人、朋友的累赘。这些常使他们焦虑而不能自行缓解。

应对对策：①多用语言安慰以减轻患者的焦虑情绪，从而改善其心理状态。对于极度敏感的患者语言更要适当，以免引起患者对疾病的猜疑。②用治疗效果鼓励患者，巧妙提示患者病情正在稳定并逐渐好转，治疗已开始见效，身体正在康复等，有利于患者树立信心，继续与疾病抗争，进而改善主观感受和减轻心理压力，增强患者信心。③安排病友聚会，家属可有意识地安排几位生活态度积极、治疗效果显著的患者一起聚会，潜移默化地改变患者对待疾病的态度，病友的示范作用能够让患者逐渐淡化"心头"的沉重感。④转移注意力，鼓励患者多做自己感兴趣的事情，从而保持良好的心情。⑤营造温馨的家庭环境，为患者营造一个干净、整洁、安静、温馨、充满爱的家庭环境，避免患者独处，以免其孤独恐惧的心理加重。

想法三：我没得癌症、没恶化、没转移。

一旦确定了癌症的诊断大多数患者会对癌症产生一种恐惧心理，如对疾病未知的恐惧、对疼痛的恐惧、对与亲人分离的恐惧。恐惧常使患者对癌症采取回避的态度，幻想自己没有得癌症、没有恶化、没有转移，以致对治疗产生消极情绪。

幻想自己没有得癌症、没有恶化、没有转移是一种主观的良好愿望，但现实毕竟是残酷的，因此患者必须接受癌症的事实，必须接受恶化、转移的事实。家属可以主动地、有分寸地把医生的诊断告诉患者，通过做细致的思想工作，主动介绍病情，进一步讲解当前癌症诊治研究的进展，明确地指出癌症已不是不治之症，同时结合医生介绍的某些癌症治愈的实际病例，或者经治疗后病情缓解的患者介绍自己同癌症抗争的事例，可以减轻患者的恐惧心理，逐渐让患者接受事实，而不是一味生活在幻想中。

想法四：人生已快到尽头真是悲伤呀。

由于疾病的折磨或者治疗费用的不断增加，患者会出现脱离社会的孤独感，想到自己还有未成的事业，自己不能照顾亲人和子女，内心深处会产生难以言状的痛楚和悲伤，再加上疼痛的折磨和药物的不良反应等，进一步加强了抑郁和绝望，有的甚至产生自杀念头。

此时家属要避免悲观语言，不要在患者面前过度悲伤。对抑郁情绪过重的患者，家属需密切观察、精心护理，防止出现绝望自杀的行为。目前认为音乐疗法是治疗癌症患者抑郁情绪的有效手段之一，具体做法是在舒适的环境中，每日定时播放舒缓的音乐，与患者共同进行深呼吸训练，冥想时可以共同回忆美好的时光，抑或设想一些情景，达到彼此放松的状态，可有效调节不良情绪，减轻抑郁，消除身心痛苦。

想法五：放疗、化疗太痛苦了，生不如死，不如早早解脱。

接受放疗和化疗的患者通常会遇到放疗、化疗药物的不良反应以及癌症疼痛等常人难以忍受的痛苦，这使其更容易出现紧张、焦虑、抑郁、烦躁、情绪低沉、意志消退等不良心理状态和消极情绪，甚至产生生不如死的念头，对生活和前途失去希望，祈求早日解脱。

放疗是局部治疗，化疗为全身治疗，作用于机体，会出现不同程度的恶心、呕吐、食欲缺乏、白细胞减少等症状，对患者身心造成极大危害。因此，亲属应及时掌握患者的思想情况，除了给予身体上的照顾外，还应注意精神上的支持，及时消除患者的顾虑和紧张情绪。当然医生也会采取各种措施，减轻放疗、化疗的毒性。如今针对性强、不良反应小的靶向药物的问世，也给患者带来了新的希望。

想法六：得了大病什么也干不来，什么也管不了，不如早早解脱。

一些患者在接受自己生病的事实后，进入自己是癌症患者的角色，随后便会对医务人员和家人产生盲目的依赖性，医务人员指导做什么就做什么，生活也完全依靠家人的照料，能自己做的事情也不愿自己动手，必要的功能锻炼也不进行，而且对周围的事情漠不关心，只关心自己的疾病。

针对这种现状家属应尽可能多地创造机会，让患者对与生活采取积极态度、疾病恢复良好的病友交流，意识到积极的生活态度对疾病的恢复有良好作用。要让患者明白在其患病期间，家人不容易，让患者主动去做力所能及的事，同时也要让患者积极进行必要的康复锻炼。如此可逐渐淡化患者的角色意识，身体恢复良好的患者还可以适当回归社会做一些有利于身心健康的工作。总之，患癌后，患者需勇于接受事实，积极调整心态，消除紧张，提高生活质量，战胜癌魔。

65 癌症的发生与年龄有关吗

导致癌症最重要的因素是什么？基因、环境污染、生活习惯等？都不是，与癌症的发生最相关的因素是年龄。根据 2013 年《中国肿瘤年报》显示，无论男女癌症发病率从 40 岁以后呈增长趋势；老年男性比老年女性的癌症发病率高，主要是因为老年男性易患前列腺癌。我们熟悉的癌症，如肺癌、肝癌、胃癌、直肠癌等，都是老年病。随着人类平均寿命的增加，得癌症的概率越来越高。除年龄之外癌症的发生还有个重要原因即基因突变。目前已知，人体内大概有 2 万多个基因，真正与癌症有直接关系的大约有 100 多个。这些癌症基因中 1 个或者数个突变，癌症发生的概率就非常高。那么，基因为什么会发生突变呢？

每一次细胞分裂的时候都会产生突变，但是多数突变都不在关键基因节点上，因此癌症发生是小概率事件。细胞什么时候分裂？多在生长或者修复组织的时候。

年龄越大细胞需要分裂的次数越多，所以老年人比年轻人更容易得癌症，组织修复需要靠细胞分裂，器官受到损伤越多，需要的修复就越多，细胞分裂次数就越多，因此长期器官损伤反复修复的组织容易诱发癌症。暴晒太阳损伤皮肤细胞，因此皮肤晒伤次数与得皮肤癌的概率直接相关。吸烟或者重度空气污染损伤肺部细胞，因此长期吸烟者易得肺癌。慢性乙肝病毒伤害肝细胞，因此乙肝患者容易得肝癌等。

每个人细胞分裂一次所产生的突变数目是不同的，这主要受到遗传的影响。有些人天生就携带一些基因突变，这些突变虽然不能直接导致癌症，但会让细胞每次分裂产生突变数目大大增加。好莱坞著名影星安吉丽娜·朱莉为了防止得乳腺癌而预防性切除双乳，她做此决定的原因是其家族和本人都有 BRAC 基因突变。有了这个突变，得乳腺癌的概率要比正常人高百倍。因此其家族中的多名女性包括她的母亲都很早就得了乳腺癌。据估计，朱莉有 87% 可能性得乳腺癌，50% 可能性得卵巢癌。她的这个举动从科学的眼光看虽然有点冲动，但她的勇气还是让很多人无比佩服。后来，朱莉把卵巢也切除了，真乃是"壮士断腕"之举。

66 儿童为什么会得癌症

通常癌症是一种老年病，随着年龄增长，多种癌症的发病率直线上升。但是生活中听说过不少年轻人、小孩甚至婴儿得了癌症（尤其是白血病）。这是为什么？癌症是由基因突变引起的，后天因素导致基因突变需要时间积累，在短短的数年内是不可能仅靠后天因素导致癌症的，因此可以肯定婴儿或者幼儿得癌症必然有其先天因素。或是父母给孩子遗传了致癌基因，或是母亲在怀孕的过程中因为某些诱因导致基因突变。

在怀孕过程检测基因突变相对比较困难，主要是获取样品困难。传统的检测还依赖于羊水穿刺，这对胎儿发育也有一定的风险。相信随着基因检测技术的成熟和广泛应用，无穿刺检测技术等先进技术在近几年内会有突破性进展。

02

第二篇

癌症早期诊疗

01 癌症的早发现有什么意义

实践证明，癌症的预后关键在于是否能做到早发现、早诊断，以便及时采取相应的治疗措施，其中早发现是早诊断、早治疗的前提。而且目前癌症只有争取早期治疗，才有可能彻底治愈，如果癌症发展到中晚期，肿瘤组织已扩大或发生转移，即使及时采取各种治疗措施，也很难达到根治的目标。相反，如果在早期或相对早期即发生转移之前，就能发现癌症并及时给予合理治疗，相当部分的患者能取得满意的治疗效果，甚至可以达到根治的效果。

所谓早期是指肿瘤尚处初始的生长过程中，病变组织限于正常组织的一小部分，浸润也仅限于黏膜或黏膜下层，没有所属区域淋巴结的转移及远处转移，患者无明显症状或仅有轻微症状。在肿瘤发生的开始阶段，肿瘤局限于始发部位，尚未穿透基底膜，此时称为原位癌。随着肿瘤细胞的不断增殖，部分肿瘤细胞穿透基底膜向深层浸润发展，此阶段称为早期浸润癌。从原位癌到浸润癌一般要经过数年到10余年，若能在这一阶段得以发现并做出正确诊断，给予科学的治疗，约有50%以上的癌症患者可以治愈，5年生存率为80%~90%。例如，乳腺癌若能早期发现并及时手术治疗，则5年生存率可高达85%以上，而晚期发现5年生存率只能达到50%。子宫颈癌早期诊断、早期治疗后，5年生存率可达90%以上，而晚期发现5年生存率仅为45%。其他多种癌症如胃癌、直肠癌、鼻咽癌、肝癌、肺癌等，也是越早发现、越早治疗，效果越好。由此看来，对于癌症一定要做到早发现、早诊断、早治疗，这是目前提高癌症治疗效果的重要途径。

02 癌症在临床上怎样分期

癌症的分期对临床治疗方案的选择和预后的判断有一定的参考价值，

临床上仍采用 4 期分期法（图 2-1）。

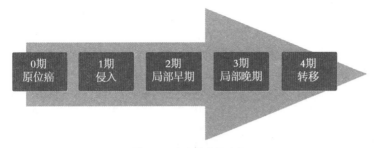

图 2-1　癌症的发展阶段

1 期：肿瘤局限于患病器官的某一局部，无区域淋巴结转移。

2 期：肿瘤增大但未超出患病器官，可有区域淋巴结转移。

3 期：肿瘤已超出患病器官，区域淋巴结转移，肿块活动受限并已融合成块，可有区域外淋巴结转移。

4 期：肿瘤范围较广泛，或已有远处转移。

以上 4 期只注重肿瘤的变化，现在临床多采用既能反映肿瘤的局部变化又能反映患者全身情况的早、中、晚 3 期分期法。

早期：全身一般情况良好，能进行正常的活动；肿瘤局限于患病器官的某一部分，与周围组织有轻微粘连，可有区域淋巴结转移。

中期：全身一般情况不佳，但可从事轻微劳动，生活自理；肿瘤尚在或已超出患病器官，邻近组织有不同程度的侵犯，并可有区域外淋巴结受累，但尚未形成远处转移。

晚期：全身情况明显衰弱或出现进行性消瘦、衰竭状态（恶病质），生活不能自理；肿瘤生长超出中期范围或已有远处转移。

⓪③ 什么是恶性肿瘤的国际分期

所谓国际分期即国际抗癌协会（UICC）根据原发性肿瘤的大小及范围（T）、区域淋巴结受累情况（N）及肿瘤转移情况（M）3 项指标对肿瘤进行病理学分期，简称 TNM 分期法。

T：代表原发肿瘤。T_{is} 代表浸润前癌，即原位癌。T_0 代表手术切除物的组织学检查未发现原发肿瘤。T_1、T_2、T_3、T_4 代表原发肿瘤的大小及浸润深度逐渐增加，T_x 代表手术后及组织病理学检查均不能确定浸润的范围。

N：代表区域淋巴结。N_0 代表未见区域淋巴结转移，N_1、N_2、N_3 代表区域淋巴结转移逐渐增加，N_4 代表邻近区域淋巴结转移，N_x 表示不能确定有无远处淋巴结转移。

M：代表远处转移。M_0 代表无远处转移，M_1 代表有远处转移，M_x 代表不能确定有无远处转移。

将原发灶、区域淋巴结及远处转移三方联合起来，就可以确定临床分期。如乳腺癌检查结果为 $T_1N_0M_0$，即表示乳腺原发病灶最大直径 <2 厘米，腋窝未扪及肿大淋巴结，亦无远处转移征象，临床分期属于 I 期乳腺癌。如检查结果为 $T_3N_2M_0$，即表示原发灶的最大直径 >5 厘米或肿瘤已与胸大肌筋膜有粘连，腋窝扪及肿大淋巴结且与深部组织固定或淋巴结之间彼此融合粘连，但无远处转移，临床分期属于 III 期乳腺癌。

04 癌症早发现"五字诀"

癌症早期一般没什么明显征兆，80% 患者发现时已是晚期，早发现、早诊断对癌症患者至关重要。为此，相关专家将一些癌症早期的报警信号总结成为容易记忆的"五字诀"，即血、块、痛、烧、减。

（1）血（出血）：除了女性正常的月经外，任何一个脏器不明原因的出血且持续时间长，都有可能是癌症的早期报警信号。

1）不明原因的鼻出血：排除外伤、天气干燥或高血压造成的一次性鼻出血外，另需考虑鼻咽癌、血液病。

2）咯血及痰中带血：排除天气干燥或过劳引起的暂时性出血外，需考虑到是肺癌的早期表现。

3）血尿:出现血尿特别是无痛性血尿,可能是膀胱癌、肾癌的表现。

4）大便带血:如果同时伴有大便习惯的改变,如里急后重,可能是结直肠癌的早期表现。

5）乳头溢血:女性从乳头流出血性分泌物,可能是乳腺癌或乳腺导管肿瘤。

6）绝经后阴道出血:女性绝经后阴道出血,可能是宫颈癌的表现。

（2）块（肿块）:身体浅表部位出现经久不消或短时间内迅速增大的肿块,尤其是不规则肿块,伴有瘙痒、溃烂、渗出等应警惕。

乳房两侧不对称,有不规则肿块并出现"橘皮样"改变可能是乳腺癌。

甲状腺肿患者突然发不出声音或者声音变得嘶哑,除了检查甲状腺外,还应到肿瘤科检查,以免漏诊甲状腺癌、喉癌。

（3）痛（疼痛）:长期持续加重的疼痛,可能是癌症的早期信号。

1）头痛:进行性加剧伴恶心、呕吐、视物不清,可能是脑瘤的早期表现,也可能是肺癌脑转移所致。

2）颈部疼痛:有压迫感、发硬,出现颜面部水肿,可能是肿瘤压迫上腔静脉造成血流回流受阻导致的。

3）胸部疼痛:胸部、胸骨后烧灼感,咽东西不顺、疼痛,可能是贲门癌、胃癌的表现。

（4）烧（发热）:出现持续发热特别是低热时,如为儿童要警惕血液系统的肿瘤,如为成人要警惕肾癌、骨癌的可能。

（5）减（体重减轻）:短期内不明原因体重减轻且呈进行性下降（排除甲亢、糖尿病）,可能是癌症所致。

05 癌症有哪些早期信号

癌症形成需要有个过程,大多数癌症患者在早期会出现某些症状和体征,即使不明显,但也是早期诊断癌症的重要线索。那么癌症有哪些早期信号呢？

（1）肿块：身体的任何部位，如皮肤、颈部、乳房、腹部、骨骼等，出现可触及的肿块，一般可大可小，可单个可多个，皮肤颜色如常，不痛不痒。

（2）黑痣或痣的突变：黑痣或痣突然变大、颜色加深、渗液、溃烂、脱毛，出血或变粗糙等，局部可能有不适感。

（3）溃疡不愈：发生在黏膜和皮肤上的溃疡较长时间不愈合。

（4）干咳、血痰：不明原因的干咳、痰中带血，经治疗不见好转或时好时坏，可伴有轻微的胸痛。

（5）进食不畅：吞咽时食管内有异物感或堵塞感，第1口咽下时尤为明显，或者感到胸骨后闷痛。此症状有日渐加重之势。

（6）食欲减退：上腹不适，进食后上腹部胀闷，或有不规则疼痛。

（7）大便带血：无明显原因的大便带血、黑便；伴随大便习惯改变，便秘与稀便交替出现；大便性状改变，如大便变细、变形等。

（8）无痛血尿：排尿不畅，排尿时发现尿中有血，无疼痛，可伴有排尿困难或不畅。

（9）鼻塞、鼻出血、鼻腔分泌物带血：单侧鼻塞，涕中带血，尤其是吸鼻将鼻涕由口腔吐出有血，有时可伴有头痛、耳鸣、听力减退。

（10）白带增多、异常出血：中年妇女，尤其是闭经前后，突然出现白带增多，有血性分泌物，或有不规则阴道流血。

（11）长期低热：不明原因的长期低热，排除感染性疾病且抗生素治疗无效。

（12）疲乏、消瘦：不明原因的身体衰弱、乏力及体重在短期内明显下降。

以上症状，可能是某些癌症的早期表现，也可能是一些常见病所引起的，但不管怎样都应提高警惕，一旦出现应及时去医院进行检查。

06 防治癌症怎样做到"三早"

癌症的预后与是否做到"三早"有直接关系，医学家们认为绝大多数癌症都有可能做到早期或者相对早期发现和诊断，既然"三早"在癌症防治上至关重要，那么怎样才能做到"三早"呢？

（1）普及医学知识：癌症防治的医学知识有必要向全社会普及，除了有关部门向广大群众广泛宣传防治癌症的基本知识外，我们每个人都应积极主动地去了解和掌握这些知识，对癌症的起因、早期发现、常见症状、预后及自我检查的方法等有较全面的认识，只有这样才能做到"人人心中有数"。

（2）提高警惕意识：加强对癌症早期信号的警觉性，并不是所有的早期信号都预示着癌症，但我们必须对所有的早期信号加以警惕。这些警惕不是要人整天提心吊胆，诚惶诚恐，疑虑重重，而是应该坦然、有所防备地对待这些表现，一旦发现有可疑症状，不要回避，也不要不在意，而应报以重视的态度及时到医院做进一步的检查，确定是否与癌症有关，并进行相应的治疗。对于医务人员，特别是非肿瘤专科的医生，也应保持高度警惕，不应为了安慰患者或减轻患者的思想顾虑而忽视了早期症状，贻误病情。

（3）重视自我检查：我们每个人都应对自己身体的现状有清楚的了解，身体的不适、某个部位的异常改变，最早发现的人应该是自己。事实证明，在掌握防治癌症基本知识的同时，注意经常做自我检查，可大大提高癌症的早期发现率。

通过细致的、全面的、经常性的自我检查，可以发现浅表的或易于检查部位的异常变化，对照我们前面说到过的早期信号很容易捕捉到可疑表现。为此，有人称自我检查是早期发现癌症的第一道岗哨。需要指出的是，自我检查是为了早发现癌症，但不应弄得草木皆兵，过于紧张，这样反而不利于身心健康。

（4）开展社会普查：大力开展普查普治工作，尤其是在肿瘤高发地区、有家族史、高发年龄和高发性别的人群中进行普查，这对于早期发现肿瘤很重要。在开展普查工作的过程中，每个人都要认真对待普查工作，应该积极参加，因侥幸心理而不重视或因恐惧心理而回避都是不可取的。

（5）做到及时就诊：当发现了早期信号或可疑表现时不要大意，也不要恐惧，更不要因繁忙的学习和工作而拖延，应尽早到医院去咨询专科医生，并做相关的医学检查，直到确诊或排除。目前，临床上日益发展的各种检测手段为肿瘤的早期发现与诊断提供了便利，在明确诊断以后应积极配合医生进行早期治疗。

07 什么是肿瘤标记物

肿瘤细胞产生和释放的某些物质，常以酶、激素、抗原等代谢产物的形式存在于肿瘤细胞内或宿主体液中，根据其生化或免疫特性可以识别和诊断肿瘤。

肿瘤标记物即肿瘤细胞的生物化学性质及其代谢异常在肿瘤患者的体液、排泄物及组织中出现质或量上改变的物质。这些肿瘤标记物在临床上对原发肿瘤的发现、肿瘤高危患者的筛选、良性和恶性肿瘤的鉴别诊断、肿瘤发展程度的判断、肿瘤治疗效果的观察和评价，以及肿瘤复发和预后的预测等都具有重要的意义。

08 临床上常用的肿瘤标记物主要有哪些

常用的肿瘤标记物包括癌胚抗原（CEA）、甲胎蛋白（AFP）、神经元特异性抗原（NSE）、前列腺特异性抗原（PSA）、糖类抗原（CA）-125、CA-153、CA19-9、CA-242、CA-724、CA-50、人绒毛膜促性腺激素（HCG）、鳞状上皮细胞癌抗原（SCC）、铁蛋白、组织多肽抗原（TPA）

等（图 2-2~图 2~4）。

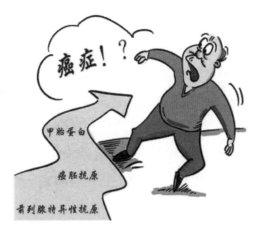

图 2-2　肿瘤标记物

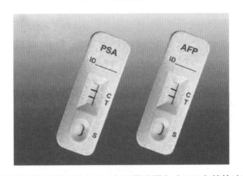

图 2-3　前列腺特异性抗原（PSA）和甲胎蛋白（AFP）的快速检测试剂

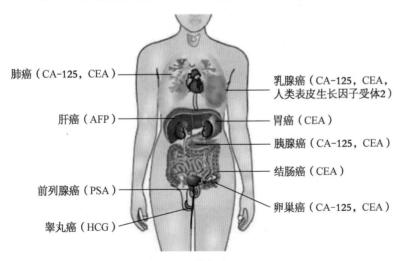

图 2-4　临床常用的肿瘤标记物

（1）甲胎蛋白（AFP）

1）80% 肝癌患者 AFP>400 ng/ml，近 20% 肝癌患者 AFP 正常。AFP 可早于影像学 6~12 个月出现异常，为肝癌的早期诊断提供重要依据。建议肝硬化患者定期复查 AFP。

2）绝大多数病毒性肝炎、肝硬化患者的 AFP<400 ng/ml。

3）肠癌、睾丸癌、卵巢癌、胃癌等伴有肝转移者 AFP 可升高。

4）妇女妊娠 3 个月后，AFP 开始升高，7~8 个月时达高峰，一般在 400 ng/ml 以下，分娩 3 周后恢复正常。妊娠期 AFP 异常升高要排除神经管缺损及畸形可能。

（2）癌胚抗原（CEA）

1）CEA 升高主要见于直肠癌、胃癌、肝癌、肺癌、胰腺癌、乳腺癌、卵巢癌、子宫癌及子宫颈癌、泌尿系肿瘤等，其他恶性肿瘤也有不同程度的升高。

2）肝硬化、肝炎、肺气肿、肠道憩室、直肠息肉、结肠炎等疾病的 CEA 可升高。

3）癌症越晚期，CEA 越高。腺癌的 CEA 升高最明显，其次是鳞癌和低分化癌，分化程度越高，升高越明显。

4）吸烟者 CEA 升高。

5）癌症患者的胸腔积液、腹腔积液、消化液、分泌物中的 CEA 常升高。

（3）糖类抗体 -125（CA-125）

1）卵巢癌患者血清 CA-125 升高，阳性率为 61.4%。治疗有效者 CA-125 下降，复发者 CA-125 升高先于症状。CA-125 是诊断癌症和复发的有效指标。

2）其他非卵巢恶性肿瘤患者 CA-125 也有一定的阳性率。如宫颈癌及子宫内膜癌（43%）、胰腺癌（50%）、肺癌（50%）、胃癌（47%）、结肠及直肠癌（34%）、乳腺癌（40%）。

3）其他非恶性肿瘤患者 CA-125 也可有不同程度升高，但阳性率较低，如子宫内膜异位症、盆腔炎、卵巢囊肿、胰腺炎、肝炎、肝硬化等。

4）在许多良性或恶性肿瘤患者的胸腔积液和腹腔积液中发现 CA-125 升高。

5）早期妊娠者也有 CA-125 升高。

（4）糖类抗原 -153（CA-153）

1）乳腺癌患者 CA-153 升高，乳腺癌初期的敏感性为 60%，乳腺癌晚期的敏感性为 80%。

2）其他恶性肿瘤患者 CA-153 也有一定的阳性率，如肺癌、结肠癌、卵巢癌、子宫颈癌、原发性肝癌等。

3）肝、肺、胃肠道、乳腺、卵巢等部位的非恶性肿瘤，CA-153 的阳性率 <10%。

（5）糖类抗原 19-9（CA19-9）

1）胰腺癌、胆囊癌、胆管癌患者的 CA19-9 明显升高，尤其是胰腺癌晚期阳性率可达 75%，是重要的辅助诊断指标，但早期诊断意义不大。

2）胃癌患者的 CA19-9 阳性率为 50%，结肠、直肠癌患者阳性率为 60%，肝癌患者阳性率为 65%。

3）其他恶性肿瘤患者的 CA19-9 也有一定的阳性率，如乳腺癌、卵巢癌、肺癌等。

4）某些消化道的炎症,CA19-9 也有不同程度的升高。如急性胰腺炎、胆囊炎、胆汁淤积性胆管炎、肝炎、肝硬化等。

（6）糖类抗原 72-4（CA72-4）

1）胃癌患者的 CA72-4 阳性率为 65%~70%，有转移者更高。

2）结肠癌、直肠癌、胰腺癌、肝癌、肺癌、乳腺癌、卵巢癌患者的 CA72-4 也有一定的阳性率。

（7）神经特异性烯醇化酶（NSE）:血清 NSE 是神经元和神经内分泌细胞所特有的一种酸性蛋白酶，也是神经内分泌肿瘤的特异性标志。如神经母细胞瘤、甲状腺髓质癌和小细胞肺癌（70% 升高，正常值 <12.5 u/ml），

可用于鉴别诊断、病情监测、疗效评估和复发预报。

1）60%~81% 小细胞肺癌患者的 NSE 水平升高，可作为小细胞肺癌首选标记物。

2）在肺癌治疗监测中，首个化疗周期开始后 24~72 小时 NSE 有短暂升高。原因是肿瘤细胞溶解，这种 NSE 浓度升高可持续 1 周或首个化疗周期结束时血清浓度迅速下降。相反，对化疗无反应的患者 NSE 浓度持续升高或未下降到参考范围。

3）肺癌缓解期 80%~96% 患者的 NSE 水平正常，而病情复发时 NSE 水平升高。

4）62% 神经母细胞瘤患儿的 NSE 血清浓度高于 30 ng/ml，升高的值与疾病进展及疾病的严重程度有关。

5）34% 神经内分泌肿瘤患者血清 NSE>12.5 ng/ml。

6）68%~73% 精原细胞瘤患者 NSE 明显增高。

7）良性肺部和脑部疾病患者 NSE 浓度略有升高（>12 ng/ml）。主要包括下列疾病：脑脊膜炎、弥漫性脑膜炎、脊髓与小脑退化、脑梗死、脑血肿、蛛网膜下隙出血、脑外伤、脑炎、器质性癫痫、精神分裂症等。

（8）前列腺特异性抗原（PSA）：PSA 是目前应用广泛的前列腺癌肿瘤标记物。良性前列腺增生症时血清 PSA 可增高，在前列腺癌的诊断中敏感性和特异性有待提高。虽然女性无前列腺器官，但 PSA 也存在于几种女性组织的体液中，具有临床应用价值。PSA 阳性乳腺癌患者的治愈率高。乳头溢液患者中 PSA 的水平提示乳腺癌的危险性。

1）前列腺癌血清中 PSA 升高，阳性率为 50%~80%。

2）前列腺增生、前列腺炎、肾脏和泌尿生殖系统的疾病也可见血清 PSA 升高。良性前列腺增生患者血清中游离 PSA 的水平显著增高。

3）PSA 水平随年龄增加而升高，一般以每年 0.04 μg/L 的速度增加。

4）PSA 水平与前列腺的体积有关，但两者具体的相关性尚不明确。

5）与前列腺损伤有关的检查均可出现 PSA 升高的现象（图 2-5）。

任何一种科学指标都不是绝对的，用公认的肿瘤标记物 AFP 来说，除绝大多数肝癌患者的血清呈阳性外，还有 31%~52% 的急性肝炎、15%~58% 的慢性肝炎及 11%~47% 肝硬化患者的 AFP 也会有大幅上升。因此，不必一看到"阳性"就"色变"。另外，AFP 阴性自感不适的患者也不能掉以轻心，还要依靠医生联合多项检查，如细胞学、病理学检查等以进一步查实和鉴别。

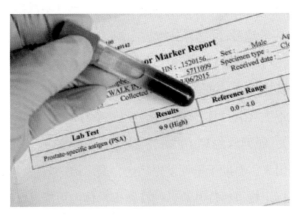

图 2-5　检测的血样

⑨ 肿瘤标记物有什么作用

在与恶性肿瘤的斗争中，医生、患者和家属往往最关心的是如何尽快发现肿瘤的发生、发展和转移？如何尽快地了解治疗是否有效？如何提高治疗效果？这些问题涉及如何提高恶性肿瘤的早期诊断率，如何有效监测治疗效果，以随时调整治疗方案，使每位患者从每种治疗中得到更多益处。X 线诊断机、CT 机、MRI 机等诊断仪器和技术的发展，使得目前已能够发现直径＞ 5 mm 的肿瘤，为早期评价治疗效果、帮助医生修改治疗方案提供了有力的支持。但是，仍然有一部分肿瘤因体积太小或位于体内特殊位置而一时难以"捕捉"。这些"漏网之鱼"在暗处悄悄长大，导致肿瘤复发或转移，最终夺去了不少患者的生命。那么有没有其他办法帮助识别出这些潜在的威胁呢？答案是肯定的，其中一类重要指标就是目前在临床上广泛使用的"肿瘤标记物"。它们是一类通过化验血液、尿液或从肿瘤组织测出并反映体内肿瘤情况的物质，与以上所述的影像学形态检查方法相比，可称之为"无形表象"，是对形态诊断的有力补充。

广义来说，肿瘤标记物是某些肿瘤细胞上存在或分泌排出到体液中的物质，可大概分为肿瘤细胞分泌物和肿瘤细胞表达物两类。

第 1 类"特殊标记物"是肿瘤细胞在发生、发展中产生的物质，肿瘤生长越旺盛，其量越多；反之，肿瘤被压制，其产生量也减少。这些物质往往是糖蛋白，可以通过检验血等体液查出并进行监测，目前常用的有肺癌肿瘤标记物群（CEA、cyfra21-1、NSE 等）、消化道肿瘤标记物群（CEA、CA19-9、CA24-2、CA-724 等）、乳腺癌（CA-153）、卵巢癌等 (CA-125)、肝癌等（AFP）、前列腺癌等（PSA）、绒癌等（HCG）。它们可在肿瘤很早期就被检测出来，有助于早期发现病灶，提示治疗效果。如手术切除肿瘤一段时间后标记物进行性升高，则往往提示体内可能已经有肿瘤细胞增殖、生长。如在治疗后明显降低，则治疗有效；反之，需要进行严密监控。因此，有经验的肿瘤科医生往往会给患者做影像学检查，评估肿瘤大小的同时抽血检查，动态观察相应肿瘤标记物，以了解肿瘤生长是否活跃，治疗是否有效等。它们的优点是反应灵敏，往往能早于 CT、MRI 等检查手段判断肿瘤生长状态，提醒医生是否需要更换治疗方案；其缺点是准确性较低，不如影像学诊断可靠，因此往往需要同时检验几个标记物，动态观察其变化，并结合其他临床表征做出判断。临床上常用于：①早期预警肿瘤的发生、发展；②动态监测以反映治疗效果；③在无法取得肿瘤标本明确病理诊断时，对肿瘤性质做出某些提示，为试验性治疗提供参考依据。

第 2 类"特殊标记物"又可称为"肿瘤细胞表达物"，往往是肿瘤细胞膜或细胞内结构上的某些特殊结构点。例如，表皮生长因子受体（EGFR）、血管内皮生长因子受体（VEGFR）、雌激素受体（ER）、孕激素受体（PR）及 CD20 受体等。它们的第 1 个特点为在肿瘤细胞表面多，而在正常细胞表面少;第 2 个特点为可以被某些药物特异性识别并结合,从而成为这些药物的追踪及打击的"靶子"。此类药物一旦结合上去,就会像钥匙插入锁眼一样启动癌细胞内的"死亡信号"从而杀死癌细胞,且很少损伤正常细胞。因此这类药物被称为"靶向药物",其相应的治疗也称为"靶向治疗"。例如,EGFR 抑制剂、抗血管生成药物、雌激素拮抗剂、CD20 单克隆抗体等,已广泛应用于肺癌、乳腺癌、淋巴癌等恶性肿瘤的治疗。此类表达物往往需通过直接检验肿瘤组织方法检出。因此,有经验的医生往往会在肿瘤切除前或后检查肿瘤标本,了解其表达高或低为制订以后的治疗方案提供参考。

近年来,新的肿瘤标记物不断发现,检查手段不断完善,使得其灵敏性和准确性不断提高,相信"肿瘤标记物"这一新的检测项目会取得长足的发展,为早期反映体内肿瘤变化提供更充足有力的依据。

⑩ 肿瘤检查有哪些常用方法? 应用新技术使癌症早发现是否可能

肿瘤的检查,除了患者自我检查及医生的望、触、叩、听等一般检查以外,临床上还需要进行实验室检查、放射学检查、放射性核素检查、超声波检查、内镜检查、手术探查等特殊检查。

常用检查方法

(1)实验室检查:主要包括血、尿、粪的常规检查,生化及免疫检查,病理学检查。

1)血常规检查:包括血细胞计数、白细胞分类、细胞形态学检查及血红蛋白的测定等。

2)尿液检查:包括外观、酸碱度、比重、蛋白及糖的定性、沉渣的显微镜检查等。

3）粪便检查：包括一般性状、镜下检查及潜血实验等。

4）生化及免疫检查：包括 AFP、CFA、EB 病毒抗原抗体、酸性磷酸酶、碱性磷酸酶等实验室测定。

5）病理学检查：包括脱落细胞及活组织病理学检查。

（2）放射学检查：主要包括 X 线摄片、X 线造影、CT 扫描、MRI 扫描等。

（3）放射性核素检查：即同位素检查，包括功能测定检查、扫描及伽马照射检查、放射免疫分析等。

（4）超声波检查：包括 A 型、B 型超声波检查。

（5）内镜检查：包括各种硬性或光学纤维镜，如喉镜、支气管镜、纵隔镜、食管镜、胃十二指肠镜、结肠镜、直肠镜、肛门镜、膀胱镜、输尿管镜、阴道镜、子宫镜等。

新检查方法

早期发现癌症并积极治疗是攻克癌症的关键。如今随着科技的进步，新的检查方法层出不穷，使癌症早发现成为可能。

（1）新影像检查方法：提前发现"异物"。在癌症引起症状前采用 X 线、CT 及内镜等手段，可使癌症的早发现成为可能。乳腺钼靶检查可以使乳腺癌提前发现 0.5~4 年。传统的影像学检查仅能对肿块的大小与形态进行判断，无法准确判断其性质。如今专家利用恶性肿瘤代谢旺盛这一特点，广泛应用标记放射性核素显像的正电子发射断层摄影（PET）或 PET/CT 判断肿块的性质，寻找转移灶等。近年来，迅速发展的分子影像学可在细胞、分子与基因层面对肿瘤进行识别。相信在未来的数年内，特异性高的靶向探针、生物信号扩大系统及敏感、快速的高分辨率成像技术，将成为分子影像技术发展的关键，其在 CT、MRI 及 B 超检查中都具有广泛的应用前景。

（2）细胞生物学：寻找肿瘤"蛛丝马迹"。随着肿瘤的发生与发展，一些抗原、酶、激素、受体、糖蛋白等会发生变化，专家通过检测血液中这些物质含量的多少来判断肿瘤是否存在或发展。这些物质就是肿瘤标记物。

目前，在临床上应用较为广泛的肿瘤标记物包括：AFP（肝癌）、CA-125（卵巢癌）、CA19-9（胰腺癌）、CEA（直肠癌）以及 PSA（前列腺癌）等。然而机体是个复杂的整体，指标的升高或降低不能完全代表肿瘤的存在与否，必须结合临床症状才能做出相应的诊断。

（3）基因检测：从治疗到预防。研究发现，各种癌症或多或少与遗传因素有关，遗传特性决定肿瘤的易感性。对肿瘤患者进行基因检测可以从基因层面找到部分病因，并进行针对性的靶向治疗；对正常人则可以预测日后罹患某种癌症的可能性，并提早进行针对性的干预。目前已发现多个与癌症相关的基因，如 BRCA1 及 BRCA2 突变者日后患乳腺癌的概率升高，CDH1 突变是遗传性弥漫型胃癌的重要病因等。

科技进步为我们带来了更多更有效的新技术，也为癌症的早发现提供了更多可能。世界卫生组织认为，为了早期发现癌症，仅仅依靠科技是不够的，健康教育十分重要。一方面体现在提高全民健康意识，另一方面体现在对癌症早期症状的识别，否则再先进的设备也无济于事。患者不主动就医，癌症早发现将无从谈起。

⑪ 低剂量螺旋 CT 筛查早期肺癌的优势有哪些

低剂量螺旋 CT 在疾病的检出和定性方面与常规剂量的 CT 扫描一致，但放射剂量更低，仅为常规 CT 扫描剂量的 1/6，因此对患者更安全（图 2-6）。

实践证明，低剂量螺旋 CT 对肺结节的检出更符合国际放射防护委员会对辐射防护正当化及最优化的要求，同时发现其对早期肺癌特别是周围型非小细胞肺癌的检出率为普通胸片的 10 倍。因此大大增加了早期肺癌的检出率，有助于降低肺癌的病死率。

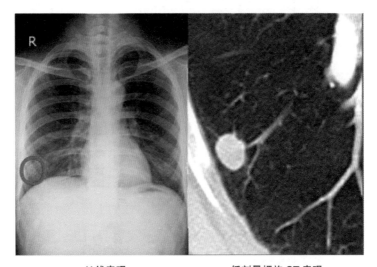

X 线表现　　　　　　　　　　低剂量螺旋 CT 表现

图 2-6　早期肺癌的 X 线和低剂量螺旋 CT 检查表现

⑫ 怎样确定是否得了癌症

诊断癌症的方法很多，从最早的自我检查到医生做系统全面的体检，从病史追问到临床各种仪器的检查，每个环节都对癌症的发现和诊断有着重要的意义。但是在大多数情况下，单凭对病史的了解、一些症状表现及 X 线检查报告单，医生并不能做出肯定或否定的答案。要对癌症做出最后诊断，尚需做病理学检查，即通过细胞学检查，发现是否有癌细胞存在。如果查出癌细胞，就说明身体的某一部分有癌症。病理学检查不但可以确定是否有癌细胞，而且可以查明癌症来源于什么组织，是良性还是恶性；若是恶性，其恶性程度如何等。病理学检查包括如下种类。

（1）脱落细胞检查：由于癌细胞的脱落比正常细胞快，凡与外界相通的器官，如鼻、咽、喉、气管、支气管、肺、消化道及泌尿生殖道等都可以用此法进行检查。如疑有鼻咽癌，可以用鼻咽部分泌物涂片找癌细胞；对胸片上无异常而又不能排除隐性肺癌者，可从痰液和支气管冲洗液中检查是否有癌细胞；对上消化道可采用口腔黏膜刮片、食管拉网、胃冲洗液检查脱落细胞;对 40 岁以上，多产、慢性宫颈炎者，可以做涂片作为普查，以发现早期宫颈癌。对经其他方法不能确诊的，可考虑胸腔、心腔、腹腔及蛛网膜下隙穿刺的方法抽取体液或积液进行涂片检查。

（2）活组织病理检查:这种检查是从肿块上切取小块组织（在脏器内可通过内镜钳夹一小块病变组织，或者采取穿刺针吸取一些组织）做特殊处理后，通过显微镜观察细胞的形态结构变化。

病理学检查的结果是诊断肿瘤最可靠、最权威的依据。在条件允许的情况下，病理学检查一定要做，它不仅能帮助医生确诊，而且还能指导医生制订治疗方案。

⑬ 哪些防癌体检可以"私人定制"

在我国不少癌症患者初次到医院确诊时已是癌症中晚期。癌症一旦进入中晚期，由于癌症扩散、转移，抗癌治疗不仅复杂、痛苦、费用高，而且疗法十分有限。相反，如果能够及时发现，对隐藏在体内的癌前病变和早期癌症，就可以轻而易举地根治癌前病变和早期癌症。遗憾的是，隐藏在体内的癌前病变和早期癌症大多无任何临床症状。因此，要想早期侦察出隐藏在体内的癌前病变和早期癌症，最好的办法就是定期做防癌体检，即像汽车"年检制"一样对我们的身体进行一年一度防癌体检。

防癌体检并非普通的健康体检。实行防癌体检年检制可以早期发现癌症，降低癌症病死率，但其也有一定的弊端，因防癌体检耗资较大，收效有限，目前的防癌体检方法即使严格实行年检制，甚至增加检查项目，也不能查出所有早期癌症。而盲目增加烦琐的检查项目，不仅增加医疗负担，还可能带来新的风险。例如，过多的放射学检查，可导致身体受辐射量增加。

专家认为以下癌症可能通过防癌体检早期发现，并且降低病死率（表 2-1）。

表 2-1 防癌体检的检查对象和检查方法

癌症	检查对象	检查方法
乳腺癌	一般建议从 40 岁开始，乳腺癌高危人群，如有明显乳腺癌遗传倾向者、既往有乳腺导管或小叶重度不典型增生或小叶原位癌者，检查年龄需提前	乳房自查及临床体检，乳腺钼靶 X 线摄像检查每年一次，致密型乳腺者需联合乳房超声检查
大肠癌	年龄超过 40 岁，有家族性多发性结肠息肉病及遗传性非息肉性结肠癌家族史者应从 10 岁以后开始检查，有便血等症状者可在医生指导下定期检查	大便隐血试验和肛门直肠指检每年 1 次。纤维结肠镜检查每 5 年 1 次。有家族性多发性结肠息肉病及遗传性非息肉性结肠癌家族史者纤维肠镜检查每年 1 次，如 2 次阴性结果后，可改为每 3~5 年 1 次
宫颈癌	已婚及已开始过性生活的女性	每年做妇科检查，每年做 1 次宫颈刮片细胞学检查（TCT）。30 岁以上者同时检测人乳头瘤病毒（HPV）。如以上检查连续 3 年均为（阴性），可改为每 3 年 1 次
肺癌	①高危：每年吸烟 30 包以上的 55~74 岁者，或戒烟少于 15 年；②中危：年龄大于 50 岁，每年吸烟大于 20 包，同时有其他危险因素，如辐射暴露史、职业暴露史、癌症病史、肺癌家族史、慢性阻塞性肺疾病史或肺纤维他病史，以及吸二手烟史	胸部低剂量螺旋 CT 扫描，每年至少 1 次
前列腺癌	年龄超过 50 岁，预期寿命大于 10 年者。前列腺癌在老年人中发病率较高，但对人体的危害相对较小，预计寿命小于 10 年的高龄患者，治疗与否对寿命的影响不大，而一旦发现前列腺癌后将使许多患者接受很多不必要的治疗	直肠指检和 PSA 检测，每年 1 次
肝癌	病毒性肝炎、肝硬化等高危人群	甲胎蛋白检测和肝脏 B 超检查，每半年 1 次

⑭ 什么是癌前病变

　　某些具有潜在癌变可能性的良性病变，称癌前病变。此类病变若长期存在则可能会转变成癌。医学家们认为：正常细胞转变成癌细胞，是一个循序渐进的由量变到质变的过程。

　　机体的正常细胞在不同致癌因素的作用下，首先表现为数量增加，但细胞形态尚未发生变化，病理上称这种变化为"单纯性增生"；以后在数量增加的同时，细胞的形态也发生改变，称为"不典型增生"；如再进一步发展，细胞形态与起源组织的细胞形态差异逐渐加重，但尚未发展到癌，这个阶段属于癌的前驱阶段，称为"癌前病变"。尽管此时的细胞增生有向癌细胞转变的倾向，但不是所有的癌前病变都会发展成为癌。大部分癌前病变停留在此阶段，长期稳定；一部分或自愈或经治疗后消退复原；只有一小部分癌前病变继续发展，最终发展成为癌症。

⑮ 常见的癌前病变有哪些

　　根据部位的不同，常见的癌前病变如下。

　　（1）皮肤及黏膜

　　1）黏膜白斑常发生于口腔、食管、外阴及子宫颈等处，病理改变为鳞状上皮的过度增生及角化。

　　2）易受摩擦部位的色素痣。

　　3）老年皮肤角化症。

　　4）色素性干皮病。

　　5）皮肤的慢性溃疡，经久不愈的窦道。由于长期的慢性刺激造成鳞状上皮增生，可能诱发癌变。

　　（2）乳房

　　1）乳腺囊性增生由内分泌失调引起，主要表现为乳房内可摸到大小不等、质地中等、边界不甚清晰的结节，可推动；有时伴有与月经有关的周期性疼痛，病理伴有导管内乳头状增生者易发生癌变。

2）6%~8%的乳腺导管内乳头状瘤病例有发生癌变的可能。

3）纤维腺瘤常为单发、质硬、表面光滑、界限清楚、易推动的肿块，其癌变概率很低。

（3）消化系统

1）慢性萎缩性胃炎、胃溃疡。

2）结肠、直肠息肉，尤其是有家族史且多发者，癌变的可能性较大。

3）慢性乙肝及肝硬化。

4）胃黏膜肠化。

（4）生殖系统

1）包茎、包皮炎。

2）宫颈糜烂可引起上皮增生，反复发生导致鳞状上皮的非典型性增生，进一步发展成为子宫颈癌。

3）葡萄胎可发展为绒毛膜上皮癌。

4）隐睾症。

身体一些部位的良性肿瘤在某些因素的作用下也有可能转变成恶性肿瘤。

⑯ 老年人不明原因的异常表现预示着什么

大多数癌症的发病率随年龄的增长而增加。老年人是癌症的高发人群，然而由于老年人系统功能的逐渐衰退，反应也变得迟钝，对疼痛的敏感性降低，对应该感知的不适常常不能察觉；又因老年人各种慢性病较多，这些疾病所表现的症状、体征往往会掩盖或混淆癌症的早期信号；加之老年人行动不便，又怕麻烦，不愿去医院检查，所以很容易忽略一些不明原因的感觉或异常表现，而这些异常的感觉或表现则很可能是癌症的早期信号。老年人如有下列异常感觉及表现，不可掉以轻心。

进食后胸骨后闷胀，吞咽不利，应警惕食管癌；食后胃区不适、食欲缺乏、黑便，需考虑胃癌；大便习惯改变，大便变细、变黑或大便带黏液脓血，要考虑结肠癌或直肠癌；乳房发现边缘不清的硬块，与皮肤粘连不能推动，乳头流血水或黄色水样物要注意是否患乳腺癌；妇女绝经后阴道出血，应考虑患子宫癌的可能；鼻塞、鼻涕带少量血液、耳鸣，要提防鼻咽癌；口腔黏膜如发现白斑，或慢性溃疡经久不愈，需提防癌变；尿频，特别是夜尿次数增多，尿流变细、排尿困难，要提防前列腺癌；如有血尿，尿时不感觉疼痛，要提防膀胱癌；久治不愈的咳嗽，偶有带血丝或胸痛，特别是吸烟者，要提防肺癌；不明原因的体重减轻，要警惕胃癌和肺癌；不明原因的黄疸要警惕肝及胆道肿瘤或胰头癌。

⑰ 癌症可引起哪些出血表现

癌症往往引起出血症状，由于癌症生长的部位不同，因而出血的表现也各不相同。

（1）局部表现

1）呼吸系统：鼻咽癌常表现为血涕（特别是清晨由口内吸出的带血丝的鼻腔分泌物）或无明显原因的、经常性鼻出血。肺癌常表现为血痰或咯血，由于肺内有大量的微血管，肿瘤生长后其表面血管更为丰富，患者在剧烈咳嗽后引起部分毛细血管破裂出血，出现血痰。其特征是间断性反复少量血痰，往往血多于痰。若肿瘤侵犯较大血管后可引起大咯血，如弥漫型胸膜间皮瘤常伴有较大量的血性胸腔积液，引起胸部压迫症状。

2）消化系统：在癌症早期常因癌症穿破黏膜表面造成破溃、糜烂而导致少量的出血，多无症状，也不为肉眼所察觉，而大便隐血试验可呈阳性。食管癌、胃癌、胆总管与壶腹部癌、胰腺癌等发生于上消化道的癌症，可引起呕血。如出血量不多，在胃内停留时间较长，由于血红蛋白受胃酸的作用，使呕出的血为棕黑色；如出血量大，来不及经胃酸的中和作用，则呕出的血为鲜红或暗红色。另外，部分血液流入下消化道，红细胞经肠道内的细菌作用后血红蛋白中的铁与硫化物起作用而变成硫化铁，则可排出柏油样黑便。发生于下消化道的肿瘤，如小肠肿瘤、结肠癌、结肠息肉、直肠癌等，常表现为便血。便血的颜色根据肿瘤的位置及出血在肠内停留时间的不同而各异，常表现为黑便、暗红或鲜红色的稀便。

3）泌尿系统：如肾癌、输尿管或膀胱癌早期可表现为无痛性血尿。血尿可以是肉眼血尿，也可以是镜下血尿。

4）造血系统：血液病可引起皮下、口腔、齿龈、鼻黏膜的出血及内脏出血。皮下出血表现为皮肤和黏膜的淤斑、淤点。内脏出血可出现眩晕、耳鸣、恶心、心慌、休克等。另外，还有致命的颅内出血，出血原因主要是血小板减少、纤维蛋白溶解及弥散性血管内凝血等。

5）女性生殖器官：如宫颈癌，早期表现为接触性出血，即性交后或妇科双合诊检查后少量出血，以后可表现为月经间期或绝经后间歇性少量的不规则出血。子宫内膜癌、恶性葡萄胎及绒毛膜癌常表现为不规则阴道出血，血量不多，常迁延不止，转移至肺部时可出现血痰、咯血。

6）乳腺：乳管内乳头瘤及乳腺癌有时可表现为乳头血性溢液。

（2）全身表现

1）急性出血：可导致体内有效循环血量不足，表现为皮肤苍白、厥冷、头晕、心悸、乏力、出汗、脉快。出血量大时，除以上症状外，还有脉搏细弱、呼吸加快、血压下降，严重时出现休克等症状。

2）慢性出血：少量多次失血的主要症状是贫血、消瘦、乏力、精神萎靡等。

18 癌症是如何致命的

这个问题因人而异，但往往与器官衰竭有关，某一器官衰竭或是系统性衰竭。肿瘤不论是否恶性、是否转移，过度生长都会压迫关键器官，比如，脑瘤往往压迫重要脑区导致死亡。肺癌生长填充肺部空间导致肺部氧气交换能力大大降低，最后患者因呼吸功能衰竭而死亡。白血病导致正常血细胞枯竭，造成系统性多器官的缺血、缺营养等。

如果癌症发生转移则危险性大大增加，原因是 1 个肿瘤转移成多个肿瘤危害自然加大；另一个原因是，肿瘤转移到的部位往往是很重要的部位，如脑转移、肺转移、骨转移和肝转移。这几个部位还有一个共同点，由于器官的重要性手术往往很保守，很难完全切除肿瘤。因而乳腺癌如发现得早一般可手术切除肿瘤或乳房。这种患者一般可以正常存活几十年。但如果乳腺肿瘤转移到了肺部或脑部就很难治疗了。建议无论是自己还是家人一定要每年去做体检，早发现肿瘤几个月也许就能多活几十年。

还有许多癌症由于现在还不清楚的原因会导致患者体重迅速下降，肌肉和脂肪都迅速丢失，这称为恶病质。这个过程现在无药可治，是不可逆的，无论患者食入多少营养品、输入多少蛋白质都没用。由于肌肉和脂肪对整个机体的能量供应及内分泌调节都至关重要，患者很快就会出现系统衰竭。例如，美国苹果公司创始人乔布斯在诊断胰腺癌后活了 8 年，可谓是不小的奇迹（图 2-7）。但是看他患病前后的照片对比，能清楚地发现他身上的肌肉和脂肪几乎消失殆尽。他最后由于呼吸衰竭而死。

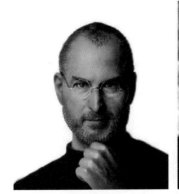 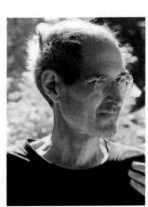

患病前 患病后

图 2-7　美国苹果公司创始人乔布斯

⑲ 什么是肿瘤筛查？有哪些常用的筛查方法

　　筛查是指用快速、简便的方法，将看似健康的人区分为可能患病者（阳性）或可能无病者（阴性）。筛查具有重要的意义。临床常用的筛查方法有宫颈癌的巴氏涂片法、结肠癌的大便隐血试验、前列腺的肛门指检、食管癌的拉网检查等，但这些检查的结果不太理想。CT 扫描、超声诊断、乳房钼靶摄影等检测的 10 个细胞（最小限度）直径的肿瘤，发现已为中晚期。从理论上讲，肿瘤细胞由 10 个增加到临床可检测的 10 个细胞，需 1~3 年。当肿瘤细胞数达到 10 时，肿瘤标记物较敏感，就可以采用生化法、免疫法、多重聚合酶链反应、芯片等技术检测如糖蛋白、酶、氨基酸、癌基因等生化反应。临床证实，肿瘤标记物质可以定量，具有能动态检测、监测、易普及和推广等优点，可作为首选的初筛方法。

⑳ 肿瘤标记物筛查的意义

　　癌症只有早期发现，才能早期诊断，进而早期治疗。早期癌症的症状、体征不明显，或者只有一些缺乏特异性的一般表现，主要是通过筛查才能发现，而肿瘤标记物是早期发现癌症的重要线索。本检测作为癌症的筛查项目，目的是尽可能从大量无症状人群中筛选出极少数肿瘤高危群体（阳性者）。阳性者作为可疑对象，并不表示就是癌症患者，只是说明其体内肿瘤标记物的含量较高，是否体内已形成癌症，必须经临床医生进一步诊断。

㉑ 早期癌症的常见症状

　　（1）肿块、硬结：可发生于身体的任何部位，常见于颈部、乳房、腋窝、腹股沟等处。那些迅速增大、持续不消的肿块、结节最是危险。及早就医，可以早期发现乳腺癌、恶性淋巴瘤等疾病。腹部检查时，宜深压，如在内脏触摸到硬块，就要高度怀疑是胃、肝、胰等部位的肿瘤。

（2）疼痛：尤其是在腹部疼痛、中上腹疼痛、关节疼痛，可能是肝癌、胃癌、胰腺癌、骨癌和睾丸癌的信号。

（3）持续不愈的伤口、溃疡：身体任何部位如舌头、口腔黏膜、皮肤等处没有外伤而发生的溃疡，特别是经久不愈的，要考虑皮肤癌的可能。慢性口腔溃疡患者应注意随访，警惕口腔癌、慢性胃溃疡。萎缩性胃炎患者也要定期随访，警惕发生胃癌。

（4）不明原因的发热：是恶性淋巴瘤、白血病、肝癌、肺癌、肾癌的常见症状。

（5）持续性声音嘶哑：表示喉部声带有病。不仅喉癌会引起，甲状腺癌、肺癌和食管癌也可能引起该症状。

（6）持续性消化不良、食欲减退、消瘦又找不到明确原因：高度怀疑消化系统肿瘤的可能。

（7）非外伤性出血：是癌症的常见信号，应予以重视。①大便带血：是结肠癌、直肠癌、痔疮的信号；②血尿：不管是否疼痛，即便只有一次，也可能是肾癌、膀胱癌的信号；③乳头血性分泌物：可能是乳腺导管内发生了癌变；④痰中带血伴有胸痛和久治不愈的干咳：是肺癌的常见信号，长期吸烟者要尤其重视，咯血是肺癌的最常见症状；⑤鼻涕带血或经常性鼻出血：可能是鼻咽癌、鼻窦癌的信号；⑥月经长期不正常、阴道大出血、经期外出血、绝经后出现不规则阴道出血或分泌物（俗称白带增多）：应即做妇科检查，排除妇科肿瘤；⑦妇女性交出血、绝经后阴道出血：要考虑宫颈癌的可能；⑧经常性的鼻塞、鼻出血、头痛或伴有复视：是颅内肿瘤的信号。

（8）吞咽困难：多次进食时发生哽噎或吞咽困难，进食时胸口有闷胀、灼痛、异物感或有不断加重的吞咽困难，要警惕发生食管癌的可能。

（9）大便习惯、次数、性状的改变：如外形变细，带血、脓、黏液，便秘或稀便要警惕直肠癌和结肠癌。黑色粪便可能是上消化道出血引起，常见于胃癌和胃溃疡。

（10）白斑：口腔黏膜及女性外阴或男性阴茎、龟头上出现白斑，而且迅速扩大，有灼痒不适，则应注意该处癌变。

（11）疣（赘瘤）或黑痣发生明显变化：突然增大或有破溃、出血、灼痒、疼痛及原有的毛发脱落，应警惕病死率较高的黑色素瘤的可能。

（12）原因不明的疲乏、虚弱和体重减轻：需提高警惕。胃癌、胰腺癌、食管癌、肝癌、淋巴瘤等都有可能出现这些症状。

（13）骨关节变化：无明显外力作用所致的大腿和手臂处的长骨骨折，应警惕骨骼的恶性肿瘤。青少年出现肘关节或膝关节疼痛、肿胀，应警惕白血病。

㉒ 什么是肿瘤的十大警告信号

全国肿瘤防治研究办公室提出常见肿瘤的十大警告信号如下。

1）耳鸣、听力减退、鼻塞、抽吸带出的鼻腔分泌物带血、头痛、颈部肿块。

2）持续性消化不良。

3）持续性声音嘶哑、干咳、痰中带血。

4）原因不明的较长时间体重减轻。

5）疣和黑痣明显变化，如颜色加深、迅速增大、瘙痒、脱毛、上腹部疼痛。

6）伤口久治不愈、溃烂。

7）乳腺、皮肤、舌或身体其他部位有可能触及的或不消的肿块。

8）吞咽困难、哽咽感、疼痛、胸骨后胀闷不适，食管内有异物感或上腹部疼痛。

9）月经不正常或出血量大。月经期后或绝经后不规则阴道出血，接触性出血。

10）原因不明的大便带血及黏液，或腹泻与便秘反复出现，原因不明的血尿。

㉓ 14 种最迷惑人的癌症前兆

癌症早期症状具有很强的隐蔽性，有些常常被误认为其他疾病，从而耽误治疗，现举例如下，提请读者注意。

（1）体重骤减：体重在数月中明显降低，而且原因不明。应注意胰腺癌、胃癌、食道癌的可能。

（2）发热：几乎所有的癌症患者在发病及治疗的某段时间会因为免疫系统受影响而发热，一些癌症还伴有疲劳等症状。

（3）疼痛：大多数情况下，疼痛是癌症扩散的一大症状，但骨癌和睾丸癌早期就会发生疼痛。

（4）皮肤异常变化：如果黑痣发生外形、边界和颜色的异常变化以及皮肤新损伤，应警惕皮肤癌的可能。喜嚼烟叶、吸烟或酗酒者皮肤的伤口难以愈合。

（5）大便习惯改变或膀胱功能失常：便秘或腹泻频繁，尿血、尿痛或膀胱功能失常等，都可能预示肠癌或膀胱癌。

（6）口腔出现白色斑块，或舌头出现白点：黏膜白斑病久拖不治，容易发展为口腔癌。

（7）异常出血或分泌物异常：痰中带血应警惕肺癌，大便带血要警惕直肠癌或结肠癌，子宫颈癌或子宫内膜异位会导致阴道异常出血，血尿可能是膀胱癌或肾癌的一大症状，乳头分泌物带血则可能是乳腺癌信号。

（8）乳房或身体其他部位出现增生性包块：该症状也可能是其他原因所致，而非癌症，需要上医院进一步检查确诊。

（9）消化不良或吞咽困难：这些症状与胃癌和食管癌有关联，早期发现和治疗有助于防止病情进一步发展。

（10）咳嗽不停或声音嘶哑：这是喉癌的主要症状，如果咳嗽很长时间则应警惕肺癌或声带癌。

（11）皮肤瘙痒、异常斑块：这些症状不容忽视。皮肤若出现异常斑块持续数周，应及时看医生。

（12）感冒迁延不愈：鼻咽癌初期症状不明显，很难早期发现，如果出现流鼻血和一些感冒症状，如流鼻涕、咳嗽等，都一直没好或平时不常感冒的人，连续感冒就要有所警惕，尽快去医院检查。

（13）腰痛、有肿块：肾脏位于后腹腔、空间很大，与此相关的疾病早期不容易发现。如果出现血尿、腰部疼痛、腹部有肿块时，就要警惕肾癌，应尽快做进一步的检查。

（14）尿频：美国癌症学会指出，胸痛、骨盆或腹部疼痛，很快出现的饱足感，尿频与尿急者，几乎每天出现其中一种症状时，应马上就医。另外，肿瘤有时会压迫大肠，因此若排便习惯有改变也是信号之一。

㉔ 鼻咽癌的早期表现有哪些

鼻咽癌是发生在鼻腔与口腔之间的鼻咽部肿瘤，东南亚地区及我国的南方地区尤其是广东省为高发区，男性多于女性，好发年龄为 35~60 岁。目前认为此病可能与 EB 病毒感染有关，且有家族易感性和家族聚集倾向。现今，鼻咽癌多采用以放疗为主的综合治疗，是治疗效果比较好的恶性肿瘤。但取得显著疗效的关键在于早发现及早治疗。早期鼻咽癌经治疗后 5 年生存率可高达 80% 以上。

极早期的鼻咽癌细胞局限在鼻黏膜的上层，尚未广泛侵犯深部组织，也未发生转移，患者基本上无症状。据调查 68 例一期鼻咽癌患者，除了个别患者偶有耳鸣或鼻涕带血外，基本上没有症状。对这种极早期的鼻咽癌患者只有通过鼻咽癌普查才能发现。普查时，可查到癌变前局部黏膜上皮细胞发生增生，有斑片状隆起或结节等一系列改变。当癌变后，黏膜变为灰白色、粗糙、糜烂、破溃或出血。

随着病情的发展，癌细胞向周围浸润扩散，造成破溃、出血，出现经常性的涕血，最常见的为吸鼻后痰中带血，或擤出带血鼻涕。开始为少量血丝，进一步发展可出现小血块。可出现单侧性鼻塞、耳鸣、耳闷塞感及听力下降等症状。还有些患者出现头痛，头痛常偏于病侧的颞、顶或枕部，多为间歇性，部位不固定，有时头痛可出现于耳鼻症状之前。此外，颈部淋巴结肿大也常常是患者最先发现和引起注意的症状，开始时为一侧性，继而为双侧性，无痛，质地较硬，不易推动，并且生长迅速。

25 如何早期发现鼻咽癌

要做到早期发现鼻咽癌，需重点注意以下几个方面：①对多发地区及高发年龄段的高危人群重点进行定期检查，有条件的地区可进行大规模的鼻咽癌普查。②注意鼻咽癌的早期症状、信号，并及时诊治。如30岁以上者持续2周以上出现单侧鼻塞、涕血，特别是晨起鼻咽部分泌物带有血丝或小血块。鼻出血、耳鸣、耳闷、听力下降或经常性单侧头痛，或颈侧上方、颈后三角区有颈淋巴结肿大等均可能是鼻咽癌的信号。

26 如何诊断鼻咽癌

鼻咽癌根据癌细胞的不同可分为鳞状上皮细胞癌（简称鳞癌）、未分化癌、梭形细胞癌及淋巴上皮癌、淋巴肉瘤等。其中低分化鳞癌最为常见，浸润生长较快，容易发生颈部淋巴结转移。

（1）症状：早期患者常无自觉症状，部分患者可有回吸鼻涕带血丝，有的可有轻度耳鸣、听力减退。中期涕中带血，耳鸣和听力减退加重，可出现单侧鼻塞及头痛，部分患者可有分泌性中耳炎，轻度的复视、视力下降、张口困难、进食呛咳等。到了晚期，以上症状加重，可有鼻出血、头痛、耳聋、眩晕症状。

（2）体征：早期一般无阳性体征，中期可在颈部触及肿大的淋巴结，活动度差，压痛不明显。晚期在颈部锁骨上窝可触到多个肿大的淋巴结，固定而质硬。常可发现颅神经受压或损伤及转移脏器的多种相应体征。

（3）检查：①鼻咽部检查；②鼻咽部脱落细胞学检查；③荧光束检查；④颈部肿块针吸细胞学检查；⑤ X 线检查；⑥ MRI 检查；⑦病理活体组织学检查；⑧ EB 病毒 IgG、IgA 及补体结合抗体检测。

㉗ 鼻咽癌损伤颅神经会引起哪些症状

鼻咽癌易侵犯颅底骨质，破坏相应部位的颅神经，以三叉神经、展神经、舌咽神经、舌下神经受累较多，具体表现如下。

（1）侵犯眶上裂

1）动眼神经受累表现：眼球除能往外、往下运动外，处于固定状态。

2）滑车神经受累表现：眼球向外、下运动障碍。

3）三叉神经受累表现：上脸、额、眼球感觉障碍。

4）展神经受累表现：复视、眼球外展运动障碍。

（2）侵犯卵圆孔、圆孔及斜坡

1）三叉神经受累表现：①下颚支，耳前、颞、面颊、舌前2/3感觉障碍；②运动支，张口时下颌向患侧偏斜、咬肌萎缩、无力。

2）面神经受累表现：额纹消失、闭眼不全、鼻唇间变浅、下唇偏歪。

3）听神经受累表现：神经性耳聋、晕眩。

（3）侵犯颈静脉孔

1）舌咽神经受累表现：舌后1/3感觉障碍、软腭下陷、吞咽障碍。

2）迷走神经受累表现：咽喉感觉消失、呛咳、声嘶、外耳感觉异常。

3）副神经受累表现：斜方肌、胸锁乳突肌萎缩，耸肩无力。

4）交感神经节受累表现：瞳孔缩小、眼球内陷、眼裂变小、同侧无汗。

5）舌下神经受累表现：舌肌萎缩、伸舌偏向患侧。

28 如何诊断喉癌

喉位于颈前中央，上接咽部，下连气管，内有声门，不仅是重要的呼吸通道，而且是主要的发声器官。喉部一旦发生癌症，势必会引起声音改变和呼吸道症状。喉癌在我国北方比南方发病率高，城市比农村发病率高，男性多于女性，发病年龄多在 40~70 岁。

根据发生部位不同，喉癌分为声门上型、声门型和声门下型 3 种。其中声门型最为常见，其次是声门上型，声门下型较为少见。病理分型以鳞癌最多，基底细胞癌、淋巴癌较为少见。喉癌的病因目前尚不十分清楚，一般认为可能与长期吸烟、暴露于有害化学气体及粉尘、接触放射线、病毒感染，以及喉咙长期使用不当、口腔不卫生、喉部白斑、喉部慢性病变等有关。

（1）症状与体征：由于肿瘤生长的部位不同，开始出现的症状也不同。在声门上区，早期可出现喉部异物感和吞咽不适，继而以间断性声嘶转变为持续性声嘶为特点。在声门区，开始常出现发音疲劳、音调变粗或声音嘶哑，并进行性加重，最后以持续性声嘶为特点。在声门下区，早期症状多隐匿，有时会出现呼气性呼吸困难。除以上表现外，患者常可出现刺激性干咳、咳痰带血、喉部异物感及紧迫感。中晚期可伴有局部疼痛并可牵引至头部、耳部。颈前淋巴结转移时，可触到肿大淋巴结，无痛、质硬、不易推动，逐渐增大，使用抗生素治疗不能使其缩小。肿块增大后，于喉结上方可触及肿块，喉镜检查可发现局部有结节隆起、溃疡、糜烂。

（2）检查：包括喉镜检查、X 线检查、CT 检查、病理组织学检查等。

㉙ 甲状腺癌如何分类？各有何特点

　　甲状腺癌是头颈部比较常见的恶性肿瘤，占全身恶性肿瘤的 1%~2%，女性多见（图 2-8）。绝大多数甲状腺癌发生在青壮年。甲状腺癌的病理

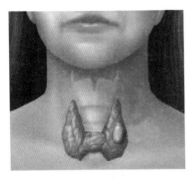

图 2-8　甲状腺癌

类型较多，生物学特性差异很大。低度恶性甲状腺癌患者有时可自然生存 10 年以上，有的甚至有肺部转移还能带癌生存 5 年左右；但高度恶性的甲状腺癌患者，可以在短期内死亡。

　　绝大多数甲状腺癌发生于滤泡上皮，少数可来自滤泡旁细胞，极少数来自甲状腺间质，临床上常把甲状腺分为：乳头状癌、滤泡状癌、未分化癌和髓样癌 4 种。乳头状癌和滤泡状癌恶性程度最低，预后较好；未分化癌属高度恶性；髓样癌的恶性程度介于两者之间。

　　（1）乳头状癌：是一种分化较好的甲状腺癌，也是最常见的一种，约占甲状腺癌的 3/4。大部分病例除甲状腺区有一无痛肿块外，很少有其他症状，病程发展缓慢，病程较长，易被疏忽，从而延迟就诊。首次就诊时平均病程已有 5 年，个别可长达 10 余年。乳头状癌常伴有同侧淋巴结转移，转移的淋巴结大多在颈内静脉周围，很少转移至颌下淋巴结，也可进一步转移至颈后三角或向下至纵隔淋巴结。由于进行性浸润的破坏和压迫，可产生一系列严重的症状和体征。如所致的气管狭窄，引起呼吸困难；肿瘤侵犯气管腔可引起咯血或大出血；食管受累后可发生吞咽困难；喉返神经受累可致声音嘶哑。乳头状癌也可以经血道转移至肺、脊柱等部位。

　　（2）滤泡状癌：是以滤泡结构为主要组织特征的分化较好的甲状腺癌，占甲状腺癌的 10%~15%，多见于 40~60 岁的中老年女性。滤泡状癌病程较长、生长缓慢，肿瘤的边界清楚、有包膜，与甲状腺腺瘤很相似。原发

灶一般是单个，有时也可有多个，肿块大小不一，呈圆形、椭圆形或结节状，可随吞咽移动，多无痛或疼痛不明显。有时很早就出现血道转移，但经淋巴结转移要比乳头状癌为少。少数滤泡状癌浸润和破坏邻近组织，可出现呼吸道堵塞等症状。

（3）未分化癌：占甲状腺癌的 5%~10%，临床比较少见，是一种高度恶性的肿瘤。病程短，发展快，大多见于老年男性。主要表现为颈前区肿块，质硬固定，边界不清，常侵及周围组织，不少病例的甲状腺几乎全被肿块取代。患者常伴有吞咽困难、呼吸不畅、声音嘶哑和颈耳区疼痛的症状，两颈部可触及肿大淋巴结，血道转移也比较常见。大多数甲状腺未分化癌患者首次就诊时已失去早期治疗的机会。

（4）髓样癌：是一种来自甲状腺滤泡旁细胞的癌，占甲状腺癌的 3%~10%，是一种中度恶性的癌症。可发生于任何年龄，男女发病率无明显差异。大多为散发性，约 10% 为家族性。由于髓样癌来自甲状腺滤泡旁细胞，而该细胞又起源于神经嵴内分泌细胞，可分泌若干生物活性物质，如 5- 羟色胺、前列腺素、降钙素、促肾上腺皮质激素等。临床上除了与其他甲状腺癌一样，有甲状腺肿块和颈淋巴结转移外，还有其特有的症状。如 30% 患者有腹泻时伴有面部潮红等类癌综合征，这是由于肿瘤分泌 5- 羟色胺和前列腺素，促使肠道蠕动加速所致。甲状腺原发灶和颈部转移灶切除后，此症状可消除。

㉚ 甲状腺癌与结节性甲状腺肿大、甲状腺腺瘤如何鉴别

甲状腺部位的无痛性肿物或结节是甲状腺癌的主要表现之一，但临床上其他一些甲状腺疾病如结节性甲状腺肿大和甲状腺腺瘤也可见到这一表现。疾病性质不同，其治疗和预后也不同，所以应加以鉴别，以正确诊断、合理治疗。

结节性甲状腺肿大多是由单纯性甲状腺肿发展而来，非炎症性、非肿

瘤，其主要原因是缺碘或内分泌调节紊乱。甲状腺腺瘤属甲状腺的良性肿瘤，其组织来源是甲状腺、滤泡上皮部分，可以有恶变倾向。

表 2-2　甲状腺癌、结节性甲状腺肿大和甲状腺腺瘤的鉴别要点

鉴别要点	甲状腺癌	结节性甲状腺肿大	甲状腺腺瘤
性质	恶性肿瘤	非肿瘤，非炎症	良性肿瘤
病史特点	见于 20~50 岁青壮年，妇女多见	病史长，多伴地方性甲状腺肿	40 岁以下妇女多见
结节个数	单个，局限于一侧	多个，可分布于两侧腺体	多为单个，局限于一侧
结节边界	边界不清，与周围组织有粘连	清晰	清晰
结节表面	凹凸不平	光滑	光滑
结节质地	坚硬	中等柔韧到较坚硬不等	比周围甲状腺组织稍硬，橡皮感
结节压痛	无或不明显	无	无
与吞咽的关系	随吞咽活动度降低或不活动	随吞咽动作上下移动	随吞咽动作移动
生长速度	快	较缓慢	缓慢，病程数年或数 10 年
其他症状	可有周围淋巴结肿大	可伴甲亢症状，有癌变可能	可并发甲亢或恶变

③① 肺癌如何分类

　　肺癌的分类目前尚不十分统一，根据肿瘤的发生部位、肉眼形态、组织病理学及临床特征等不同有多种分类方法。

　　（1）以肿瘤的发生部位分类

　　1）中央型：肿瘤发生在段以上的支气管，即发生在叶支气管及段支气管。

　　2）周围型：肿瘤发生在段以下的支气管。

　　3）弥漫型：肿瘤发生在细支气管及肺泡，弥漫分布于两肺。

（2）以肿瘤肉眼形态分类

1）管内型：肿瘤限于较大的支气管腔内，呈息肉状或菜花状向管腔内突起，少数有蒂，也可沿管壁蔓延，呈管套状，多数无管壁外浸润。

2）管壁浸润型：肿瘤侵犯较大的支气管管壁，管壁黏膜皱裂消失，表面呈颗粒状或肉芽状，管壁增厚，管腔狭窄，并常向管壁外肺组织内浸润、肿块的切面可见支气管壁结构尚存在。

3）结节型：肿块呈圆形或类圆形，直径小于5厘米。与周围组织分界清楚时，肿块边缘常呈小分叶状。

4）块状型：肿块形态不规则，直径大于5厘米，边缘呈大分叶状，与周围肺组织分界不清。

5）弥漫浸润型：不形成局部的肿块，而呈弥漫性浸润，累及肺叶或肺段的大部分，与大叶性肺炎相似。

（3）以组织病理分类

1）鳞状细胞癌：简称鳞癌，包括梭形细胞癌。

2）腺癌：包括腺管状腺癌、乳头状腺癌、细支气管肺癌、肺泡细胞癌。

3）腺鳞癌：只占肺癌的0.6%~2.3%。腺癌和鳞癌成分起源于同一干细胞。

4）未分化癌：分为小细胞癌（包括燕麦细胞型、中间细胞型、复合燕麦细胞型）和大细胞癌（包括巨细胞癌、透明细胞癌）。

5）类癌：为肺内分泌肿瘤。

6）支气管腺癌：包括腺样囊性癌、黏液表皮样癌、腺泡细胞癌。

（4）以临床特征分类：由于小细胞肺癌生物学行为与其他上皮性癌（鳞癌、腺癌、腺鳞癌、大细胞癌）显著不同，即临床上表现为高度恶性，早期即发生广泛的远处转移，对化疗和放疗较敏感，因而治疗原则也不同于其他上皮癌。所以从临床角度考虑，目前世界上倾向于将这两类生物学行为不同的肺癌分为小细胞肺癌（SCLC）和非小细胞性（NSCLC），后者包括所有除小细胞癌以外的其他上皮癌。

32 如何早期发现肺癌

　　肺癌又称原发性支气管肺癌，是生长在支气管黏膜或肺泡上的恶性肿瘤，它是严重威胁人类生存的主要恶性肿瘤之一。这些年来，其发病率及病死率均以惊人的速度不断上升，男性明显多于女性，高发年龄为40~60岁。一般认为肺癌发病率的升高与流行病学因素有关，吸烟、工业废气和大气污染是肺癌的主要致病因素。在工业领域里与肺癌有关的致病物质主要有：石棉、放射性物质、砷、铬酸盐、镍以及煤焦油和石油产物等。

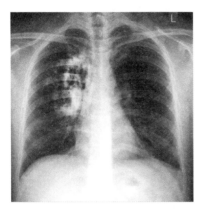

图 2-9　肺癌 X 线表现

　　肺癌的恶性程度比较高，预后差，总的 5 年生存率只有 5%~10%，因此，早期发现肺癌，尽快采用以手术为主的治疗措施是提高 5 年生存率的关键。

　　常见的肺癌早期症状如下。

　　（1）咳嗽：多为偶发性干咳，少痰或无痰，可有少量白色泡沫痰。多于劳累后出现咳嗽，时间不固定，且与体位无关。

　　（2）血痰或咯血：是由癌组织坏死、溃烂引起毛细血管破裂所致。咯血量的多少及持续时间的长短与癌组织内血管损伤的程度有关，多为持续性、痰中带血丝或小血块，血色呈鲜红色或暗红色。癌组织侵蚀大血管可引起大口咯血。

　　（3）胸痛：胸痛大多在肺癌中晚期出现，但若肺癌在胸膜附近，则可较早出现胸痛，表现为不规则的隐痛或钝痛。当癌组织直接侵犯胸膜时，则可有尖锐胸痛，在咳嗽和呼吸时加重。

　　（4）发热：肺癌早期很少发热，但当癌组织坏死时，可引起低中度发热，抗生素治疗无效。当病变靠近肺门的中心型肺癌在支气管内生长发展到管腔阻塞或半阻塞时，可引起阻塞性肺炎，引起全身发热，体温一般在38℃左右。经抗生素治疗可退热，但如果阻塞病变未除，肺炎可以反复发生。

（5）骨关节痛：疼痛主要在大关节，多在踝关节及腕关节，无游走性，与天气变化无关，局部可出现肿胀。X线片除偶见骨膜增厚外，多无其他异常。患者可出现杵状指（趾）表现。临床上把这些症状称为肺源性骨关节病或异位生长激素综合征。服用抗风湿止痛药并不能使病情好转，但肺部的病灶切除后，关节痛的症状可随之消失。

（6）皮肤变化：有少部分人在早期可出现皮肤瘙痒性皮疹、皮肌炎、带状疱疹等。

（7）内分泌系统紊乱：少数患者可出现进行性肌无力、肌肉萎缩、男性乳房增大及睾丸萎缩等。

约有1/3的早期肺癌患者没有症状，还有一部分患者尽管有轻微的早期症状，但未重视而被误诊，延误了病情。所以要发现早期的肺癌患者还需要经常性地进行大规模的人群普查，特别是对发病率较高的厂矿、城市，每年应进行一次普查。

对于年龄在40岁以上有下列情况者应高度警惕，并做进一步的检查：①有原因不明的胸痛、咯血、咳痰，经治疗无效者；②在肺的同一部位反复出现炎症，经积极的抗感染治疗效果不佳者；③肺结核患者经治疗病情稳定后，突然病灶又复发恶化，肺的某段或叶有炎症浸润，局部有肺气肿或肺不张。

33 肺癌的症状和体征

肺癌的临床表现可分为局部和全身两种，在早期除了肺部的症状和表现外，部分患者还可以表现为全身乏力，骨关节疼痛、肿大及活动受限，常为对称性或有杵状指（趾），以及皮肤瘙痒、皮疹、皮肌炎、带状疱疹等。

有时还可以出现进行性肌无力、肌肉萎缩、男性乳房增大及睾丸萎缩等内分泌紊乱的表现。

（1）症状：早期患者多数无明显自觉症状，或仅有轻微咳嗽，胸部轻度隐痛。部分患者在早期可出现异位生长激素综合征，随着病情的发展，患者可有阵发性刺激性干咳，或间断性持续性痰中带血。有时血多痰少，少数患者可有大咯血，一般有不同程度的胸痛或发热。到了晚期患者可有阵发性刺激性呛咳，不易控制；痰中带血或有大咯血；持续性较剧烈的胸痛，一般止痛药难以缓解；可伴有气急或呼吸困难、头晕、眼花、发热；使用抗生素无效。

（2）体征：患者早期多无明显体征，部分患者可有低热，患侧听诊可闻及呼吸音增粗或小水泡音。发展到中期可发现患侧呼吸音减弱，叩诊可有实音，部分患者可检出患侧肺不张体征。晚期患者可有消瘦、贫血，少数患者可出现胸腔积液、气管移位、患侧全肺肺不张；锁骨上可触及肿大的淋巴结，坚硬，不易活动；如果转移可见到相应器官和组织受累的体征。

（3）检查：包括 X 线检查、纤维支气管镜检查、CT 或 MRI 检查、痰脱落细胞检查及活组织病理学检查等。

34 低剂量螺旋 CT 扫描有助于早发现肺癌

近 30 年来，我国的肺癌发病率迅速上升，是世界上肺癌患者最多的国家。据统计，晚期肺癌患者的 5 年生存率不到 5%，而早期肺癌患者的 5 年生存率超过 75%。由此可见，早期发现和早期治疗对肺癌患者的预后至关重要。

美国肿瘤协会国家肺筛选试验研究显示，肺癌筛查能使肺癌的病死率下降 20.3%。目前筛查肺癌的方法主要包括痰细胞学检查和 X 线片检查，这两种方法都存在一定缺陷，容易漏诊。20 世纪 90 年代国际上开始使用低剂量螺旋 CT 扫描筛查肺癌，其对肺部结节和支气管病变的检出率为 24%，较 X 线片的检出率高出 2 倍以上，特别是对于周围型早期肺癌。

低剂量螺旋 CT 扫描在肿瘤的检出和定性方面与常规剂量 CT 一致，但放射剂量更低，仅为常规 CT 扫描剂量的 1/6，对患者更安全。

由于早期肺癌起病隐匿，往往没有明显不适症状，而常规 X 线胸片检查又有局限性，无法发现较小的早期病灶。为早期发现，肺癌高危人群应每年做一次低剂量螺旋 CT 检查。肺癌高危人群包括 45 岁以上有吸烟史（包括吸二手烟）、肺病史、肺癌家族史以及经常接触厨房油烟者。

35 如何早期发现口腔癌

口腔包括嘴唇、颊黏膜、舌、牙龈上腭和口底等部位，这些部位都有可能发生癌症。由于口腔较浅表，患者往往自己就能看见或触摸到肿块，知道其位置，所以口腔得癌比较容易早发现。口腔癌的发生大多与残断、锐利的坏牙或不合适的牙托、镶牙等长期刺激和摩擦及口腔卫生不好等因素有关，部分还与长期吸烟有关。经久不愈的口腔溃疡和口腔黏膜白斑，往往是口腔癌的癌前病变。口腔癌的早期很容易被误诊为口腔溃疡或炎症，以致耽误治疗。为了早期发现口腔癌，在出现以下症状时应立即到医院进行检查。

1）口腔黏膜颜色改变。正常人的口腔黏膜为粉红色，如果变成白色、褐色或黑色，意味着黏膜表皮细胞发生了变化，尤其是口腔黏膜白斑被认为是口腔癌的癌前病变。如果口腔黏膜原有白斑，最近变得粗糙、增厚或出现硬结，则更要高度警惕口腔癌。

2）口腔内长期不愈的溃疡。口腔溃疡比较常见，但普通口腔溃疡有明显的局部不适感而且病程一般不超过 2 周。如果溃疡的灼烧感和疼痛等症状不明显，迁延不愈超过 2 周，则应格外警惕。

3）口腔内有任何可疑的肿块无自觉症状，且有变大或破溃的倾向，也是危险信号。

凡有上述表现者均应及早到医院接受检查和治疗（图 2-10）。

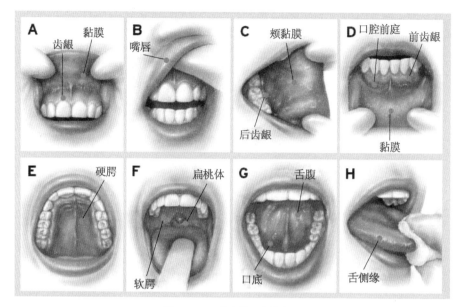

图 2-10　口腔癌的 8 步检查法

36 如何早期发现舌癌

　　舌癌占人体肿瘤的 2%，约占口腔癌的 1/3，多发于老年男性。由于舌头对刺激非常敏感，稍有异常就立即能感觉到，加之舌癌长在能观察到的浅表部位，所以舌癌较容易被发现。舌癌多发生于舌头中 1/3 侧，其次发生在舌后根、舌下面、舌背。舌尖少见。舌癌的临床表现如下。

　　1）初始症状为舌的局部隆起，形成小"疙瘩"，表面粗糙。

　　2）周围隆起的溃疡呈火山口状，经久不愈。

　　3）局部刺痛，特别在舌尖活动时。当肿块向舌根侵犯时，常可伴有病灶同侧的放射性耳痛。

　　4）舌的活动不自如、发硬，影响进食和说话，这是癌症侵犯深部肌肉所致。

　　5）舌溃疡容易出血、糜烂。

6）晚期扩展到口底及软腭，并在耳下部、两侧颈部及颌下可触及肿大的淋巴结，这是淋巴结转移的表现。

7）肿瘤可因缺血、缺氧引起坏死、溃疡及继发感染，从而伴发出血、恶臭。

细胞涂片或取活体组织检查即可确诊。

37 如何早期发现食管癌

我国食管癌的发病有明显的地域特点，北方比南方多见，男性多于女性，发病年龄多在 40 岁以上，50~69 岁年龄组占全部食管癌发病人群的 60% 以上。

食管癌的病因比较复杂，大多是由多种因素综合作用引起。一般认为与吸烟、爱吃热烫和粗糙食物、长期吃腌菜或泡菜、长期吃含化学致癌物的食物、营养不良、口腔不卫生、慢性食管炎、遗传或免疫功能障碍等有关。早期食管癌的病程平均为 3 年或更长。绝大多数早期患者有不同程度的症状，若发现以下表现必须引起重视。

1）进食时有哽噎感，特别是进食较干食物时，觉得食物在食管某处有短暂停留，有时觉得食管内有吞咽不完的食物，所以患者总在做吞咽动作。这种感觉可以不治而消失，但数日或数周后可重复出现。

2）食管内有异物感，常常觉得有东西贴附在食管壁上，吞咽不下。这种异物感与哽噎感不同，与进食无关，而哽噎感仅在进食时出现。

3）进食时胸骨后有轻微不适或疼痛，这种疼痛比较短暂，有时仅持续数秒钟。吃粗糙、热或刺激性食物时，疼痛可加重或持续时间延长。

4）吞咽时经常嗳气，并且有上腹部饱胀感。这种症状多发生在食管下段癌，尤其是肿瘤波及贲门时更容易出现。贲门位于食管与胃的交界处。

上述早期症状在不同的患者身上表现的轻重程度有所不同，间歇时间长短不一，常反复出现，间歇期间可无症状，但都随病情发展而逐渐加重。

若不同程度地出现其中的某些症状，就要提高警惕，到医院去做食管镜等检查。

38 为什么胃食管反流病患者应警惕患食管癌

胃食管反流是指因十二指肠内容物反流入食管引起的以胃灼热、反酸为主要特征的临床综合征。此病病程长，易复发，大部分患者需要长期服药治疗。胃食管反流病可能并发良性及恶性两类并发症。良性并发症包括糜烂性食管炎、出血和消化道狭窄。恶性或潜在恶性并发症包括巴雷特食管和食管腺癌。

巴雷特食管是指食管下段的鳞状上皮被柱状上皮覆盖。10%~15%胃食管反流病患者会发生巴雷特食管，而在巴雷特食管的基础上罹患食管腺癌的风险是普通人群的 30~60 倍。越来越多的研究证明，巴雷特食管是由胃食管反流病发展至食管腺癌的过渡阶段，因而早期发现巴雷特食管十分重要。遗憾的是，巴雷特食管一般并无症状，其症状多由胃食管反流病及其并发症引起。

如果患者已发生巴雷特食管，医生会给患者使用质子泵抑制剂。该类药是内科治疗巴雷特食管的首选药，症状控制以后，以小剂量维持治疗。研究结果表明，长期用质子泵抑制剂治疗可缩短巴雷特食管病变程度，部分食管黏膜甚至可逆转为鳞状上皮，但很难达到完全的逆转。由此可见，质子泵抑制剂可阻止巴雷特食管的病情发展，降低其恶变为食管腺癌的风险。如果巴雷特食管已发生了食管黏膜异常增生，则恶变为食管癌的风险进一步增加，尤其是重度异型增生，将不可避免地发生癌变。此时医生会给患者做内镜下黏膜切除术。

胃食管反流病对患者的生活质量影响很大，应积极治疗，并从病因上着手，尽量避免或消除胃食管反流病的危险因素，减少胃食管反流症状，减少胃酸及其他消化液对食管黏膜的刺激，减少食管炎和巴雷特食管的发生率。一般来说，大多数胃食管反流病患者不会发生癌症，但一小部分发生巴雷特食管的患者应该重视。在巴雷特食管异型增生或在食管癌早期阶段，及时发现病情十分重要，此时内镜下治疗效果良好。如果发展至中晚期食管癌，则应在治疗经验丰富的肿瘤治疗中心进行多学科综合治疗。

39 食管癌的症状和体征

食管癌的发病部位一般以食管中段最为常见，占 50%~70%；下段次之，占 16%~44%；上段最少，占 5.3%~14.3％。食管癌与贲门癌的发生比例为4∶1或5∶1。

（1）症状：食管癌患者在早期有不同程度的自觉症状，包括进食哽噎感、吞咽疼痛、胸骨后痛、咽干发紧、食管内异物感、胸后闷胀、食物通过缓慢、有摩擦感或停滞感、剑突下及上腹部痛等；而当食管癌发展到中晚期时则出现进行性吞咽困难，梗阻加重，可伴有食物反流和嗳气，前胸和后背可有经常性的沉重感或疼痛。有的患者最后不能进水，常呕吐，吐出物为大量的泡沫状黏液；有的患者癌块压迫气管可有咳嗽、呼吸困难和声音嘶哑。少数患者可以有呕血和黑便，当癌块浸润大血管特别是胸主动脉时可造成致死性出血。

（2）体征：早期一般无明显阳性体征，中期患者可有轻度的消瘦和脱水；晚期患者多呈慢性消耗性面容，脱水消瘦加重，最后可出现恶病质。锁骨上窝可触及肿大的淋巴结，胸骨后可有叩击痛，如出现肝、脑、肺转移可有相应体征。

（3）检查：①X 线钡餐检查；②食管拉网脱落细胞学检查；③食管镜或光导纤维食管镜检查并取活检。3 种方法只要有 1 种检出结果为阳性即可确诊为食管癌。X 线钡餐检查诊断符合率在 80% 以上，患者无痛苦。光导纤维食管镜检查确诊率几乎为 100%。另外 B 超和 CT 检查也可作为食管癌的检查方法。

㊵ 如何早期发现胃癌

近年来，胃癌的发病率呈下降趋势，每 10 万人口的年病死率仅为 25.21%，发病年龄有日益年轻化的趋势。国外文献报道，年龄小于 30 岁的胃癌占胃癌总数的 2.21%，而我国的数据却高达 7.6%。

青年人胃癌指年龄小于 30 岁的胃癌患者。青年人如出现不明原因的乏力、贫血、上腹饱胀不适、恶心、呕吐、食欲减退和腹部肿块等症状时应引起注意。

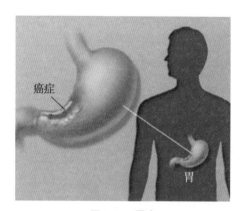

癌症

胃

图 2-11　胃癌

胃癌早期有哪些迹象？

（1）上腹部胀痛：腹部隐痛不适，有时在青年人中很常见，多能自行缓解。许多人不当一回事，只有腹痛很严重了，才会去医院就诊，此时多伴有幽门梗阻，病情已被延误。因此，长期上腹胀痛的患者就诊时，医生会建议做胃镜检查，在排除胃部病变后，医生才会给予对症处理。

（2）乏力和贫血：乏力和贫血在一些饮食起居不规则、偏食的青年人中很常见。一些女性患者会误认为贫血是月经过多引起的，而懒得到医院就诊。一般情况下不会很严重，但需要掌握一个原则，若用药一段时间后没有好转，或用药好转后又反复，需及时去医院就诊。最好是遇到此类问题时及时去医院向医生咨询。

（3）食欲减退和呕吐：青年人有时会胃口不佳或吃得不恰当就呕吐，多数人不会引起重视。其实，危险就隐藏在其中。有些患者以为胃病是小毛病，食欲减退、呕吐的症状会好转，根本没有想到胃部已长出肿瘤，病理检查已到晚期，这样的例子临床上并不少见。因此，反复呕吐的患者需进一步检查，以排除胃部肿瘤。

（4）腹部肿块：胃癌患者一般在腹部能够扪及肿块表示肿瘤已不是早期，因此，一旦在扪及腹部肿块应立即就诊。但是，肥胖者有时不易扪及腹部肿块。

（5）胃癌家族史：父母或直系亲属，如爷爷、奶奶、外公、外婆等人中有胃癌病史者，需要引起重视。一旦发现贫血、腹痛、呕吐等症状，应及时联系医生做进一步检查，争取早发现、早治疗。

随着内镜治疗技术的发展，许多早期胃癌病变可以通过放大电镜、染色电子胃镜和超声胃镜等进一步提高胃癌的诊断率。如能早期诊断，可以采取内镜下黏膜剥离术（ESD）进行微创治疗，具有无须开腹、住院时间短、费用低、痛苦少等优点。

41 胃癌的症状和体征

胃癌好发于胃窦部（近十二指肠部），其次为胃小弯部，再次为贲门部。

（1）症状：早期胃癌患者多无明显症状，或仅有上腹部不适或隐痛、食欲缺乏等，常被误诊为胃炎。随着病情的发展，可以逐渐出现反酸、嗳气、恶心、乏力、消瘦、黑便、上腹部钝痛，或是过去规律性疼痛突然改变且明显加重。到了晚期上述症状不断加剧，上腹部呈持续性疼痛，部分患者可以有发热、呕吐隔夜食物或暗红色血性胃内容物。

（2）体征：早期一般无阳性体征，可呈轻度贫血貌，消瘦，上腹部有明显压痛，有时可触及色块；晚期贫血、消瘦加重，左锁骨上可触及肿大淋巴结，上腹部可出现胃型及蠕动波，可触及质硬包块，压痛明显。有的患者可出现腹腔积液、下肢水肿、恶病质等。

（3）检查：诊断胃癌需做的检查：胃液分析、大便隐血试验、胃脱落细胞学检查及活体组织学检查、胃镜检查、B超检查、血红蛋白测定、癌胚抗原（CEA）检查、CT检查或MRI检查。

㊷ 什么是预防胃癌三要素

目前认为，青年人胃癌高发的原因与水、空气、食品污染及生活和学习任务繁重、生活不规则等有关。预防胃癌三要素如下。

1）养成良好的饮食习惯。不少青年人晚上睡得晚，早上起得迟，白白牺牲了早餐，认为少吃一顿没关系，午饭多吃一点、吃得好一点就可以了。其实不然，经过一夜的时间，胃内空虚，急需摄入食物来中和胃酸。如果不吃早餐很容易得胃溃疡，不及时治疗还可能转变成胃癌。

2）避免摄入油炸、烟熏和盐腌食品。常吃熏烤、高盐、辛辣的食品，喜好烟酒，这些都会破坏胃肠道的正常功能。另外，这些食品中所含的硝酸盐会在胃内转化为亚硝酸盐，后者与胃癌的发生密切相关。要注意多摄入新鲜的蔬菜和水果，以保持一定量的维生素摄入。

3）不要熬夜，坚持锻炼身体。要养成良好的生活习惯，早睡早起。不良的生活方式会使人的内分泌紊乱，免疫功能下降，易得癌症。经常参加体育锻炼，如长跑、游泳、登山等以增强体质，预防癌症。

总之，如有腹胀、腹部不适、贫血、乏力、恶心、呕吐时，应立即去医院做进一步检查。一些年轻人对胃镜检查有恐惧心理，认为很难受，其实随着无痛胃镜的开展，做胃镜已没有那么难受了，人们对于胃镜的接受程度也大大提高。如果能早期发现胃癌，可以采用微创方法进行治疗。

㊸ 萎缩性胃炎与胃癌有何关系

胃炎是胃黏膜的炎症，有急、慢性之分。慢性胃炎根据病情程度及特点又可分为浅表性胃炎、萎缩性胃炎、肥厚性胃炎、慢性糜烂性胃炎、胆汁反流性胃炎、慢性增生性胃炎等，其中以萎缩性胃炎与胃癌的关系最为密切。当炎症侵犯黏膜表层时，称为浅表性胃炎。萎缩性胃炎从浅表性胃炎发展而来。此时炎症已向黏膜深层发展，胃黏膜萎缩、变薄，黏膜上的腺体减少或消失，故称萎缩性胃炎。

由于腺体萎缩，萎缩性胃炎患者有胃酸减少、食欲缺乏、上腹不适或钝痛，以及消化不良的临床表现。病情严重者还会出现消瘦和贫血。

萎缩性胃炎分轻、中、重3度。若进一步发展，可出现肠上皮化生和不典型增生，两者被称为胃癌前期。因此有部分萎缩性胃炎可能转变为胃癌，但是并非所有的萎缩性胃炎都会发展成胃癌。

新近的研究证明，萎缩性胃炎癌变的主要机制是由于胃壁的细胞萎缩导致泌酸量减少，患者常有胃酸低下或缺乏。这种环境有利于胃内硝酸盐还原酶阳性菌的繁殖，促进了胃内亚硝胺类物质的内源性合成，从而增加了胃内致癌物质的浓度；另外，慢性萎缩性胃炎患者胃排空时间延长，增加了胃黏膜与致癌物质的接触时间，从而易引起癌变。

萎缩性胃炎癌变可能还与以下因素有关。

病变部位：胃窦部的萎缩性胃炎比胃体部的萎缩性胃炎更容易癌变。

病变程度：重度萎缩性胃炎特别是伴有肠上皮化生的癌变机会更大。

病理类型：萎缩性胃炎按病理分为A、B两型。A型患者血清中有某种特殊抗体存在，属自身免疫性疾病；其病变弥漫分布于胃体，很少或不累及胃窦部，较少癌变。B型患者血清中没有上述特殊抗体，这可能是自身免疫以外的因素所引起的；其病变容易累及到胃窦部，癌变的概率更大。

从浅表性胃炎发展到萎缩性胃炎，直到胃癌，整个过程需10~20年甚至更长时间。萎缩性胃炎在中老年人较常见，癌变也多发生在中老年以后。

总之，萎缩性胃炎可能是胃癌的前奏，但萎缩性胃炎转变为胃癌的只是极少数，所以患者用不着惊慌失措，即使出现了肠上皮化生也不必紧张、悲观，因为就算病变发展到这种程度，发生癌变仍属少数，而且经积极治疗也能使病情好转或痊愈。但对萎缩性胃炎也不能掉以轻心，从预防胃癌出发，要定期进行胃镜检查，怀疑有恶变倾向者可进行手术治疗。

44 胃溃疡和胃癌有什么关系

经久不愈的慢性胃溃疡是否会癌变，目前尚有争议，但动物实验证明溃疡周围的黏膜上皮在反复炎症刺激和修复过程中，再生上皮易受到致癌因素的刺激而发生癌变。研究证明，溃疡癌变的部位以胃溃疡好发的胃角为中心的胃小弯侧最多见。发病高峰为 40~50 岁。据统计，胃溃疡的癌变率为 5% 左右，所以说，癌变只是溃疡病的合并症之一，有胃溃疡的患者需警惕溃疡恶变。

胃溃疡恶变的信号主要有以下几个。

（1）疼痛性质和规律改变：疼痛是胃溃疡最常见、最主要的症状。疼痛多为上腹部局限性隐痛、烧灼样痛或钝痛。典型的溃疡病疼痛有一定的规律性，常与饮食关系密切。比如十二指肠溃疡多为饭前痛（即空腹痛）。典型的胃溃疡为饭后痛，常在饭后 1~2 个小时后发生，持续一两个小时，以后逐渐减轻。但有的溃疡病患者疼痛规律不明显，疼痛性质也因人而异。另外，溃疡病的疼痛常因气候转冷、吃生冷及坚硬食物、疲劳、熬夜、情绪波动而加剧。如果疼痛失去原有的规律性，无定时，或成为持续性隐痛，或者疼痛的性质与原来比较发生明显改变，都应警惕恶变，应去医院做进一步检查。

（2）溃疡病的治疗效果降低：溃疡病虽然易反复发作，但每次发作服用抗溃疡药后，症状均能缓解。如果有溃疡病史的人按常规治疗，疼痛不缓解或效果不明显，应警惕发生恶变。

（3）进行性消瘦及贫血：长期慢性溃疡病患者可能身体虚弱，但不一定消瘦，除非溃疡长期或大量出血，患者一般不会有明显的贫血征象。年龄在 45 岁以上的溃疡病患者，如果短期内食欲缺乏、消化不良、恶心、呕吐、吐宿食或暗红色物，而且有全身乏力、进行性消瘦，也可能是溃疡病恶变的信号。

（4）比较固定的肿块：一般胃溃疡或十二指肠溃疡不形成肿块，如果发生恶变，溃疡就会变大变硬，在较晚期可在右上腹摸到肿块。肿块质硬，多结节状，不光滑，并且逐渐增大，压之疼痛，疼痛可放射到背部、左腰部、脐部、胸部、心前区，甚至胸骨后。出现可触及的肿块时，很可能溃疡已经发生恶变。

预防胃溃疡恶变首先要注意饮食，定时进餐，不暴饮暴食，少饮酒，保持精神乐观；其次要积极治疗胃溃疡，密切注意病情变化，还要定期检查。

㊺ 如何早期发现肝癌

肝癌（这里指的是原发性肝癌）是我国最常见的癌症种类之一，东南沿海地区为高发区，以福建、上海最多。好发年龄在 35~55 岁，男性多于女性。肝癌起病隐蔽，发展迅速。当患者有自觉症状而就诊时，多半已到晚期，预后不佳。未经治疗的患者常于半年内死亡，5 年生存率不足 5%（图 2-12）。

肝癌的疗效不好，一个重要的原因是不易早发现。直径小于 5 cm 的肝癌可能没有任何症状，而直径大于 5 cm

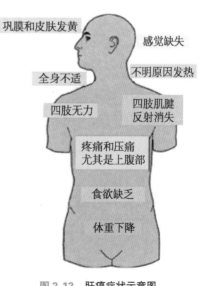

巩膜和皮肤发黄
感觉缺失
不明原因发热
全身不适
四肢无力
四肢肌腱反射消失
疼痛和压痛尤其是上腹部
食欲缺乏
体重下降

图 2-12　肝癌症状示意图

的肝癌又很难有根治方法。据研究，肝癌细胞出现之后不断分裂增生，直到肝脏内有小于5 cm直径的单个肿块，约需10个月；肿块继续增大，范围超过肝脏的一叶以上，又约需19个月的时间。往往在这一阶段，患者才表现出症状。因此，绝不能单纯依靠出现症状来作为诊断的依据。又有研究表明，从无症状的亚临床期肝癌发展到有轻微症状的临床早期需3~6个月时间。这是对预后影响很大的一段时间，错过了这段时间，疗效就会受到明显影响。因此，早期发现肝癌尽管比较困难，然而却十分重要。

引起肝癌的相关因素有：乙肝病毒的感染，黄曲霉素污染，食用含亚硝酸氨的食品，长期嗜酒，长期接触致癌物质，某些癌前病变，遗传因素及个体易感性等。

部分早期肝癌患者可有食欲缺乏、疲乏无力、肝区不适和隐痛等症状，然而这些症状并非肝癌所特有，有时会被误诊为"肝炎""胆囊炎"等而贻误病情。如果这些症状确系肝炎、胆囊炎或胃病引起，一般经过合理的治疗，症状能够缓解；但如果是肝癌，往往不能缓解，相反还可逐渐加重，这时应及时做进一步的检查。

早期发现肝癌仅靠症状是不够的，对于肝癌高危人群应做好监测工作。肝癌高危人群包括：① 5年以上的乙肝患者或者乙肝病毒携带者；② 40岁以上有慢性肝炎史者；③长期嗜酒者；④临床诊断为肝硬化者；⑤有肝癌家族史者；⑥目前有肝区不适或疼痛等症状者，曾检测甲胎蛋白（AFP）有过异常，但未证实是肝癌者；⑦属于高发地区及高发年龄段的人，最好每半年或更短时间抽血检测AFP，以期早期发现肝癌。

当怀疑肝癌而又不能确诊时，还可以做B超、CT、放射性同位素肝扫描、X线肝血管造影、肝穿刺活检及腹腔镜等检查。

总之，如果能提高警惕，怀疑肝癌时及时做各种相应的检查，肝癌还是有可能早期或相对早期被发现的。

46 如何诊断原发性肝癌

原发性肝癌是我国最常见的恶性肿瘤之一，早期症状常不太明显，普查时可发现血清中 AFP 增高。

（1）症状：绝大多数患者在早期无自觉症状，或仅有食欲缺乏、上腹部轻度胀痛或隐痛、易疲劳；中期可有肝区隐痛或持续性钝痛、胀痛或刺痛、腹胀、全身乏力、消化不良、腹泻、消瘦，或有轻度发热。到了晚期，以上症状可加剧，并可伴有恶心、呕吐，有的患者可以呕吐暗红色血液或大量鲜血，右上腹持续性胀痛和刺痛，甚至疼痛难忍，或伴有明显腹胀。

（2）体征：早期一般无阳性体征，发展到中期可见面色污秽，消瘦，右上腹可触及质地较硬的巨块形肿块，有轻微压痛、叩击痛；晚期患者明显消瘦，并可伴有贫血，皮肤、巩膜黄染，或有蜘蛛痣和肝掌，右上腹可触及质硬如石的巨大肿块，压痛明显，腹部膨隆，腹壁静脉怒张，腹腔积液呈阳性，可触及肿大的脾脏，双下肢可有水肿，最后出现恶病质。

（3）检查：包括 AFP 测定、肝功能检查、B 超检查、CT 检查、同位素肝扫描、肝动脉造影检查、肝穿刺活检及腹腔镜检查等。

47 肝炎会发展成肝癌吗

这里的肝炎是指病毒性肝炎。目前病毒性肝炎可分为甲、乙、丙、丁、戊 5 种类型，其中与肝癌有关的主要是乙型、丙型与丁型 3 种。我国肝癌患者中约 90% 有乙肝病毒感染史，所以目前认为乙肝病毒的感染与肝癌关系最为密切。

以下事实提示肝癌与乙肝病毒感染有关：①肝癌绝大多数发生于大结节型肝硬化的基础上，而这种肝硬化又多由乙型病毒性肝炎引起，肝硬化的增生和间变越明显，产生突变的机会就越多；②肝癌高发区人群乙

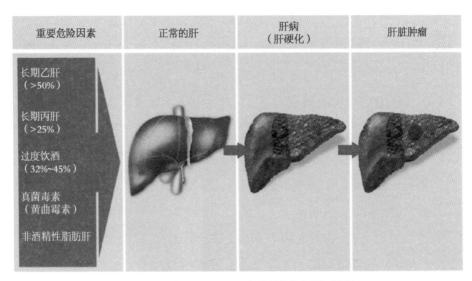

| 重要危险因素 | 正常的肝 | 肝病（肝硬化） | 肝脏肿瘤 |

长期乙肝（>50%）

长期丙肝（>25%）

过度饮酒（32%~45%）

真菌毒素（黄曲霉素）

非酒精性脂肪肝

图 2-13　肝炎、肝硬化、肝癌进展图及重要危险因素

肝表面抗原（HBsAg）阳性率高于肝炎低发区；③有人对乙肝病毒携带者与非携带者进行长期随访，结果发现 HBsAg 阳性者发生肝癌的概率比阴性者明显增高；④国外资料也提示乙肝与肝癌的关系密切，用病理染色显示，同样看到肝癌患者 HBsAg 阳性率显著高于对照组，分别为 64.3% 和 7.1%；⑤临床上一些病毒性肝炎患者发生肝硬化并在若干年后转变为肝癌；⑥在干细胞培养上清液中可有大量的 HBsAg；⑦肝癌细胞中有 HBsAg 已得到证实，国内报道原发性肝癌标本中 HBsAg 地衣红染色阳性率达 70.42%~90%。这些研究结果均支持乙肝病毒是肝癌的病因之一，但是有乙肝病史或表面抗原阳性的人也大可不必紧张，因为由乙肝发展成肝癌的毕竟只占少数，而且有些肝癌患者既无肝炎病史，也查不到表面抗原。因此，肝癌的发生不能均归咎于肝炎，还有遗传因素、暴露于一些化学性致癌物质及精神因素等。但为了预防起见，肝炎高发区的居民和有肝炎病史或 HBsAg 阳性的人更应该警惕肝癌的发生，建议每年做 1~2 次 AFP 检测。

48 哪些肝脏肿瘤适合做微波消融

超声引导微波消融治疗肝脏肿瘤是利用超声图像清晰、无创、无辐射、能够实时监控的特点，用专门的治疗针（微波天线或微波"刀头"）经皮肤穿刺进入肝脏肿瘤内进行治疗。微波针的热效应可以使肿瘤局部组织在数分钟内达到70℃以上的温度，使肿瘤组织发生凝固性坏死（"烧死"肿瘤），而周围组织极少或不受损伤，这种治疗的最大特点是创伤小、恢复快，对患者全身状态影响小。

肝癌患者有以下几种情况可以选择微波消融治疗：①不能或不愿意做手术的原发性肝癌；②术中探查不能实施手术的肝癌；③肝癌手术后复发；④多个结节的肝癌；⑤转移性肝癌。

部分良性肿瘤如直径小于5 cm的肝血管瘤，可选择微波消融治疗。由于做微波消融时穿刺针需经患者皮肤插入到肝脏肿瘤内，出血是最大并发症，故存在严重凝血功能异常者需慎行。

49 胰腺癌的症状和体征

胰腺癌包括胰头癌、胰体癌和胰尾癌，其常见的病理类型为导管细胞癌和腺细胞癌。前者多发生在胰头部，后者多发生在胰体尾部。1/2的患者有肝转移；1/4以上的患者有腹膜转移或种植；1/3的患者有十二指肠侵犯，并引起溃疡，或有骨和肺转移。

（1）症状：早期患者可无任何自觉症状，随着肿瘤的逐渐增大，可有上腹部不适、腹痛，有的可以表现为阵发性剧痛并向肩胛部放射。常由于饮酒或食油腻食物而诱发；有的可有上腹部、腰部持续性钝痛或间断性腹部胀痛，常在饭后1~2小时发作，持续数小时后缓解；有类似溃疡病的表现，多数患者可有食欲缺乏、消化不良、恶心、腹泻和便秘，常易被误诊为胃十二指肠或胆道系统疾病。

（2）体征：早期可有上腹部压痛，晚期患者可有消瘦、发热、寒战、贫血等。梗阻性黄疸往往是突出表现，巩膜及全身皮肤黄染，尿色呈豆油色，大便呈灰白色。上腹可触及质硬肿块，表面凹凸不平，无活动度，肝脏可触及肿大，边缘钝，质硬，有的可触及肿大的胆囊，或可伴有下肢水肿、游走性血栓性静脉炎。

（3）检查：①X检查（胃肠X线钡餐检查，可查出胰腺邻近器官有无受压变形）；②B超检查；③纤维内镜检查；④CT或MRI检查；⑤实验室检查，包括血清淀粉酶、血糖、血清胆红素、血清丙氨酸氨基转移酶（ALT）、血清 γ-谷氨酰转肽酶（γ-GT）、血红蛋白等；⑥剖腹探查并活检；⑦免疫学检查，如癌胚抗原（CEA）、胰胚抗原（POA）测定及CA19-9测定。

🔵50 胰腺癌的三大特征、四大症状

胰腺的位置比较特殊，"隐居"在后腹膜，位于腹腔深部核心区，且邻近多个重要脏器。胰腺左面是脾脏，前面是胃，右上方是肝脏，下方是横结肠，且周围还有很多重要的血管。一旦发生癌变，临床表现通常不典型，且非常容易发生转移。因此，胰腺癌有三大特征：一是起病隐匿，早期症状不典型，且一旦被查出，大多已属于中晚期；二是恶性程度非常高，容易转移，疗效差，病死率也非常高；三是一般检查不容易发现，容易漏诊。

胰腺癌的四大症状：一是腹部疼痛，疼痛可以在中腹部，也可以偏左或偏右；二是黄疸，为肿瘤压迫胆总管所致；三是消瘦；四是血糖升高。出现上述一个或几个症状的患者，应高度警惕胰腺癌的可能，应尽早去医院接受进一步的检查。有助于诊断胰腺癌的检查项目主要有两个：一是肿瘤标记物CA19-9，若异常升高，应高度警惕胰腺癌的可能；二是腹部增强

CT 扫描有助于发现胰腺早期病变。需要提醒的是，B 超检查不宜作为筛查胰腺癌的手段，因为胰腺的位置较深，且 B 超检查会受到肠道系统的干扰，易导致漏诊。

51 胰腺癌治疗的三大新趋势

由于胰腺癌普遍发现比较晚，且比其他部位的恶性肿瘤更容易发生扩散和转移，疗效一直不令人满意。胰腺癌的 5 年平均生存率只有 5%~10%。可喜的是，近年来一些新理念、新技术的出现使胰腺癌的诊治取得了新的进展，为患者带来了福音。

（1）新趋势：早期检出率有新提高。

胰腺癌早期几乎没有任何症状，容易被忽视，而当患者出现消化道梗阻、黄疸、腹痛等不适症状时，往往属中晚期，且多已经发生了扩散和转移。因此，胰腺癌的预后一直较差，患者的平均生存期只有 13~15 个月。近年来，随着健康体检的日益普及、医疗诊断设备的不断更新换代，以及医学诊断技术的不断完善，胰腺癌的检出率越来越高。特别是多排螺旋 CT 的出现，使许多过去无法被发现的早期胰腺癌可以被检出，而在内镜逆行胰胆管造影（ERCP）的帮助下，医生还可以对胰腺癌直接定位。

与肝癌、胃癌、肾癌等恶性肿瘤一样，胰腺癌体积越大，恶性程度越高，越容易发生扩散和转移。与此同时，肿瘤合并炎症时，还会导致身体抗肿瘤能力下降，促进肿瘤的生长和扩散。因此，早期发现和早期治疗对胰腺癌患者非常关键。目前，部分胰腺患者是在出现症状去医院就诊时被发现的，也有一些是在常规体检中被发现胰腺有肿块，去医院做进一步检查后被确诊的。肿瘤体积较小、能及时进行手术治疗者，预后要比晚期患者好很多。

值得注意的是，胰腺相关标记物 CA19-9 的检测也有助于胰腺癌的早期诊断。如果 CA19-9 明显升高（超过 200 u/L），多有临床意义，患者一定要及时去医院进行仔细检查，排除胰腺癌可能。有时候 CA19-9 虽然没有明显升高，但有逐步升高的趋势，也具有指示意义，患者也应该引起重视。如果 CA19-9 偏高，多次复查没有明显变化，胰腺影像学也未发现异常，则不必过分紧张，每 3 个月复查一次即可。

目前认为，吸烟、酗酒、每天喝大量浓咖啡、有胰腺癌家族史者，以及糖尿病、慢性胰腺炎患者是胰腺癌的高危人群。上述人群应定期进行胰腺方面的检查，以便早期发现胰腺癌，早期治疗。

（2）新模式：多学科协作，优化诊疗方案。

多学科协作与专家门诊、专病门诊等单学科、单系统疾病诊疗模式相比，整合了各科专家资源的多学科综合治疗团队，能够最大限度地为患者提供合理、有效、便捷的医疗服务。其优势不仅在于简化就医流程，更重要的是能够通过各科专家的讨论，最大限度地弥补单学科诊治可能出现的疏漏和不足，确保治疗方案的最优化，使患者的获益最大化。

（3）新技术："机器人"帮忙，微创又精准。

由于胰腺癌术后容易复发，且免疫治疗、放疗、化疗等的辅助治疗措施均不是十分有效，故胰腺癌手术切除后的远期生存率一直没有明显提高。近年来，胰腺癌的手术方法有了不少改进，"微创"的理念贯穿治疗始终。

越来越多的专家开始认同"胰腺癌手术并非越大越好，清扫应适可而止"的理念，最大限度地减少手术创伤，提高患者的术后生活质量。胰腺手术过去大多以"开腹"为主，随着微创技术的不断成熟，大部分胰腺良性肿瘤手术和部分早期胰腺癌手术如今已经能够通过微创的方法完成，无须开腹。"达芬奇"机器人的诞生，使胰腺手术变得更加精准和微创。

52 如何早期发现大肠癌

直肠癌和结肠癌统称为大肠癌，是最常见的恶性肿瘤之一。在消化道肿瘤中大肠癌的发病率仅次于胃癌，与食管癌位并居第三。发病年龄多在40岁以上，男性多于女性。大肠癌的发生与慢性炎症（溃疡性结肠炎、日本血吸虫病）、大肠息肉、纤维素类食物摄入量过少有关。大肠癌的早期发现应特别注意以下几点。

（1）便血：是所有大肠癌的早期症状之一，但不同部位的大肠癌，其出现的时间和性质有所不同。便血往往是直肠癌患者的第一个症状。早期便血量很少，多在大便条的一侧附有新鲜血痕，少数患者在粪便排出后随之排出较多量的点滴状新鲜血液。乙状结肠因紧连直肠，故乙状结肠癌的便血特点类似直肠癌，但由于粪便在乙状结肠内停留的时间延长，血的颜色会变暗，以致排出黑紫色或绛紫色的大便。便血有时由于血量少，或体内停留时间过长，肉眼不能觉察，但做大便隐血试验呈阳性。大肠癌的便血需与痔疮、肛裂、菌痢、肠炎、肠息肉、溃疡穿孔等疾病引起的便血进行鉴别。

（2）大便习惯的改变：包括大便时间、次数的改变，以及便秘或不明原因的腹泻。直肠癌的患者大便次数可增多，但每次排便不多，甚至根本没有粪便，只是排出一点黏液、血液，且有排便不净的感觉。部分患者可在便秘后出现腹泻或仅为大便开始时干燥而末端变稀，或反复出现便秘及腹泻。

（3）大便形状异常：正常的大便呈圆柱形，垂直从肛门排出，如果肿块突出在直肠腔内，压迫粪便，则排出的大便条往往变细，形状也可以改变，可呈扁形或三角形。有时变形的大便条上还附着血性黏液。

（4）腹泻：部分患者可以腹泻为首发症状，每日排便次数增多，可为黏液血便或溏薄的稀便，可伴有里急后重感，此时应与细菌性痢疾加以鉴别。

（5）排便疼痛:约有 50% 的直肠癌患者排便时有疼痛感，程度或轻或重。

（6）腹痛:部分患者以腹部隐痛为首发或突出的症状，另一些患者表现为典型的不完全性肠梗阻性腹痛，即腹痛为阵发性绞痛，并伴有腹胀。

53 结肠癌的症状和体征

成人的结肠全长 1.5 米，肿块可以长在结肠的任何部位，乙状结肠的发生率很高，其次是升结肠、盲肠、降结肠、横结肠、结肠肝曲和脾曲。

（1）症状:结肠癌患者在早期可无自觉症状，或有腹部间歇性隐痛和不适，常常不被注意，大便习惯也多无改变，有时可有轻度腹泻或腹泻与便秘交替出现。随着病情的发展，患者腹部胀痛不适，可有持续性钝痛，大便习惯明显改变，次数增多，有稀便、脓血便及血便。晚期患者常表现为贫血、消瘦、腹部持续性钝痛或阵发性加重，大便多呈黏液血便或血便。当出现肠梗阻时可表现为高度的腹胀、腹部绞痛，可伴有恶心、呕吐。

（2）体征:早期多无阳性体征或可见腹部轻微压痛。中期腹部可触及包块，有一定的活动度，可有压痛;轻度贫血。晚期病情加重，腹部可触及固定不动的包块，质硬如石，压痛明显;或出现肝转移，可触及肿大的肝脏;或有腹部膨隆，最后可出现恶病质。

（3）检查:①X 线检查（多用气钡双重对比灌肠法）;②纤维结肠镜检查;③B 超检查;④CT 检查;⑤实验室检查，包括大便隐血试验、血清癌胚抗原测定、血红蛋白测定;⑥组织病理学检查。

54 右、左半结肠癌有何不同特点

基于胚胎发育、血液供应、解剖和功能等方面的差异，结肠可分为右半结肠（包括盲肠、升结肠及横结肠右半部）和左半结肠（横结肠左半部分、降结肠及乙状结肠）。结肠癌由于发生部位不同，临床症状和体征也不相同，应注意鉴别。右半结肠癌多转移到右半肝，而左半结肠癌多转移到左半肝。

右半结肠的肠腔较大，肠壁薄、易扩张，生理功能是吸收水、电解质及部分葡萄糖。肠内容物都呈液态或半液态，所以右半结肠不易发生肠梗阻。而左半结肠的肠腔狭小，生理功能主要是吸收水分及贮存大便，所以肠内容物成形，呈半固体态。原发肿块多为浸润性硬癌，环状生长。故左半结肠癌临床上有一半的患者表现为肠梗阻，而这种肠梗阻的出现往往是渐进性的，病变早期即有大便习惯的改变。随着病情的发展，环状生长的肿瘤导致肠腔缩窄而出现便秘症状；而后缩窄上端肠腔，积液增多，肠蠕动增强，故便秘后又可出现腹泻，常为两者交替出现；再进一步发展引起完全性肠梗阻，临床上表现为恶心、呕吐、腹胀、痉挛性腹痛、肠鸣音亢进及无排便、排气等表现。

右半结肠血供丰富，结肠肿块生长快，体积大，故80%的患者可于右腹部触及肿块，回盲部肿块尤为常见。由于肿块侵及血管，发生中央性坏死脱落，导致溃烂出血，早期出血不多时表现为大便隐血，以后出血渐多，大便呈暗红色。癌性溃疡如继发感染，致肠黏液分泌增加，临床上出现黏液血便及贫血。而左半结肠患者因肿瘤坏死继发出血，可出现黏液血便或血便，但量一般较少，且血与大便相混合，色泽呈暗红或鲜红色，大出血者少见。

右半结肠癌早期70%~80%的患者常有饭后右侧腹部隐痛和胀痛，活动时加剧，偶尔为阵发性，出现类似慢性胆囊炎或胃十二指肠溃疡、慢性阑尾炎等症状，易造成误诊。肿块中心性坏死继发感染，毒血症状显著，临床上常表现为消瘦、虚弱、食欲缺乏、发热等全身中毒症状。左半结肠癌在早期就可以出现大便性状改变及梗阻症状，因此该类患者就诊往往较右半结肠为早。

55 直肠癌的症状和体征

直肠癌占大肠癌的 50% 左右，是我国十大恶性肿瘤之一，长江下游和东南沿海一带发病率较高。

（1）症状：早期患者可无任何自觉症状，或仅有大便带血，类似痔疮表现，常被忽略。部分患者可有大便次数略增多，稀便。中期患者有明显的排便习惯改变，每日大便次数可多达 10 余次，多为稀便或黏液便，也可见黏液血便或脓血便，有明显的里急后重感。部分患者可有鲜血便，每次便前或便后都有腹部隐痛或坠痛。晚期患者上述症状明显加重，并伴有贫血、消瘦，肛门明显坠痛；部分患者可出现腹胀、腹痛、恶心、呕吐等低位肠梗阻症状，也有的出现腹腔积液、黄疸、尿频、尿痛。极晚期患者出现恶病质。

（2）体征：早期患者直肠指检可以触及小结节或小溃疡，质地不硬，并可随黏膜一起移动，活动性良好。中期指诊可触及菜花样肿物，四周边缘隆起，中间可扪及溃疡，质脆易出血，有一定的活动度。晚期指诊可触及硬如石的肿块，位置固定；肠管僵硬、狭窄。

（3）检查：①直肠指检；②肠镜检查；③ B 超检查；④ CT 检查；⑤实验室检查，包括大便隐血试验、血清癌胚抗原测定、血红蛋白测定等。

56 哪 4 招可帮你识别直肠癌

直肠癌是指从肛门齿线至直肠乙状结肠交界处的癌，是消化道最常见的恶性肿瘤之一，相对其他肿瘤直肠癌的治疗效果是比较理想的。临床上有些直肠癌患者由于发现早，治疗及时，可存活 20 余年。

应该怎样识别直肠癌的早期症状？直肠癌在大多数情况下可以自我发现，下面简单介绍直肠癌的早期表现与痔疮的区别，4 招帮你识别直肠癌。

（1）肛门出血：直肠癌出血一般是暗红色，坏死样出血，颜色较污；痔疮或肛裂出血颜色一般较鲜红；肛裂出血伴有肛门疼痛。

（2）腹部疼痛：直肠癌出血一般伴有下腹坠痛；痔疮一般无此症状。

（3）大便性状及排便习惯改变：直肠癌一般伴有大便次数增多，肛门下坠，大便形状改变，多数表现为大便形状变细，部分患者直肠狭窄会出现肠梗阻症状；痔疮一般无上述症状。

（4）直肠指诊：直肠指诊是判断直肠癌最简单、有效的检查方法。直肠指诊的准确性甚至优于影像学检查。直肠指诊方法简单，患者自己可以戴上橡胶手套，并涂上食用油或肥皂水进入肛门，低位肿块均可探查到。直肠癌的肿块多数比较硬，呈中心凹陷性，周边隆起，指套带血。当然发现异常最好到医院请医生做直肠指诊检查。

凡是有便血的患者通过上述"简单4招"，一般可先自我诊断。如果发现可疑迹象或患者有类似直肠癌症状，要及时到正规大医院就诊，避免延误病情。通常直肠指检及直肠镜检查可明确直肠癌的诊断。

57 哪些肠息肉必须早期切除

肠息肉是指自黏膜表面突向肠腔的隆起性病变，可以带蒂或不带蒂。在肠息肉中，有些是肿瘤性息肉，有些是非肿瘤性息肉；其中肿瘤性息肉占70%~80%，与大肠癌密切相关。而非肿瘤性息肉，如炎症性息肉、增生性息肉、错构瘤性息肉的发生、发展与大肠癌关系不大。

肿瘤性息肉分3种，管状腺瘤、混合性腺瘤和绒毛状腺瘤。这3种腺瘤是病理上的3种分类。一般来说，小的腺瘤多数是管状腺瘤，大一点是混合性腺瘤，再大一点的则是绒毛状腺瘤。不同类型的腺瘤，癌变概率不一样，管状腺瘤的较低，混合腺瘤的稍高，绒毛状腺瘤的最高。另外，腺瘤的癌变率与其大小有关，直径1 cm者癌变率为1%~2%，直径1~2 cm者癌变率为 10%，直径 2 cm 者癌变率为 40%。

腺瘤发生癌变是一个长时间的过程，至少 5 年，平均 5~10 年。另外有资料表明，单个腺瘤者发生癌变率为 29.7%，2~9 个者的癌变率为 51.7%~76.9%，6~48 个者的癌变率为 80%。

一般来说，腺瘤性息肉中的绒毛状腺瘤发生癌变的概率很大。因此，一旦病理检查发现该息肉是绒毛状腺瘤必须及早摘除。家族性息肉病是与遗传有重要关系的疾病，属癌前病变，发展成大肠癌的风险很高，也必须积极治疗。

需要提醒的是，在同一患者身上，腺瘤可能只有 1 个，也可以有多个，发生多个的概率在 30% 左右。因此，医生会仔细检查患者肠道内可能存在的其他肠腺瘤。另外，肠腺瘤很容易复发，据统计，患者再发现瘤的概率为 30%~50%。因此，肠腺瘤摘除后并非一劳永逸，定期做肠镜检查非常必要。通常手术后 1 年应随访 1 次，以后每 2~3 年随访 1 次，有的需要终身随访。

58 切除大肠息肉后是否就解除了癌前警报

大肠息肉具有多发恶变的倾向，是大肠癌发生的重要因素之一。大肠癌约有 5% 为多原发，而大肠息肉却有 20% 左右为多原发。再加上大肠息肉容易复发，因此，即使患者的大肠息肉已被摘除，也不能安全解除癌前警报。目前，主张患有大肠息肉的人在大肠息肉已被摘除后，仍应进行术后定期检查、随访。一般单发性息肉者每 1~2 年随访 1 次;多发性息肉者每年随访 1 次。若未发现新生息肉者可以改为每 2~3 年随访 1 次。若 1~2 年内又出现大便带血，应怀疑大肠息肉复发，需尽早再进行手术。老年人大肠息肉术后更应密切观察，警惕其转为大肠癌。

患者的术后随访主要是接受医生问诊和电子结肠镜检查。电子结肠镜是诊断大肠病变的最有效方法，同时也是治疗大肠息肉的最佳手段。电子结肠镜是一根直径只有 1 厘米的软管，长达 140 厘米，沿肠腔可以自由弯曲。电子结肠镜可以放大 6 倍，从而清晰地观察到小肠黏膜的微小变化，包括大肠内溃疡病灶、出血部位、炎症、息肉和肿瘤等，并可在直视下钳取可疑病变进行病理学检查，有利于早期发现大肠癌，是大肠息肉和大肠癌最重要的诊疗手段。

如今可以用电子结肠镜电灼摘除大肠任何部位的息肉。此外，医生还可以采取内镜黏膜切除术或内镜黏膜下剥离术治疗绒毛管状腺瘤、息肉的局部癌变。某三甲医院使用该方法完成大肠息肉样癌变手术 1 500 余例，效果良好，复发率低于 1%。

59 影响直肠癌"保肛"的因素有哪些

直肠是癌症的好发部位。在很多情况下，直肠癌患者需要切除肛门，失去肛门对患者的生活和工作带来诸多不便，使他们饱尝了失肛之苦。近年来，随着人们对癌症认识逐渐加深、外科手术技术的提高，以及专用器械的应用，保肛手术成功的比例逐年增加。保肛手术类似战场上的攻坚战，成功与否取决于以下因素。

（1）患者的自身条件：术前如果患者的肛门括约肌功能不良，即使勉强进行保肛手术，术后也可能出现大便失禁。如患者肥胖、直肠系膜肥厚、骨盆狭小且深凹，均会增加手术难度。另外，如果乙状结肠系膜短、血液供应不良，也不利于保肛手术。与男性相比，女性骨盆较宽，故女性保肛成功率高于男性。

（2）病变部位与肛门的距离：肿块与肛门的距离至关重要，一般地说，直肠全长 15 厘米，如果癌变部位与肛门之间的距离大于 7.5 厘米，保肛是没有问题的。如果癌变部位与肛门的距离小于 7.5 厘米，就要考虑"保与不保"的问题。癌变部位与肛门之间的距离越短，手术的切断缘与肛门越近，保肛的难度也越大。可见，病灶距肛门的距离是衡量"保肛"与"弃肛”的重要标准。如果两者距离在 7 厘米以上要尽量保肛，6 厘米要考虑保肛，5 厘米以下原则上不考虑保肛。如果患者同时患有肛管鳞癌或高龄合并心脏病，则应具体分析病情，谨慎从事。

（3）病灶的大小：一般地说，病灶直径小于 3 厘米，倾向于保肛，超过 3 厘米者以不保为宜。

此外，直肠癌的病理类型、病灶生长的特征等因素都会影响保肛手术的成败。

美国有位著名的癌症专家曾经说过：“失去肛门是不幸的，但不适合保肛而勉强保肛同样也是可悲的。”患者应该正确理解及对待保肛问题，权衡其利弊。近年来，医生在根治直肠癌的同时都会较多地考虑患者生理功能的需要，有时为了保肛，他们需要反复推敲，不到万不得已，绝不弃肛。

因此，手术前患者要做好充分思想准备，能保住肛门固然好，不能保住也不必遗憾，应该面对现实，当弃则弃。失去肛门后可施行腹壁造口术，在最初 1~2 个月内，生活上会带来不便，经过 3 个月的排便及护理训练会自然形成新的习惯。如能定期灌肠，护理得当，患者仍可以正常生活，参加各种社交活动，包括跳舞、聚会。所以，患者大可不必自卑和烦恼，要乐观地对待新的挑战。

(60) 如何鉴别结肠癌与慢性肠炎

结肠癌在肠壁形成肿块，造成不同程度的肠梗阻，粪便的积存长期刺激肠壁粪性肠炎而腹泻，肿瘤溃破侵犯血管，造成便血。这些症状很容易被误诊为肠炎。引起肠炎的疾病不少，如慢性痢疾、肠结核、血吸虫病、溃疡性结肠炎等。这些疾病的共同特点是肠黏膜有广泛炎症，所以排便次数增多，一般每次能排出些粪便，粪便中可能混有血和黏液。慢性肠炎患者排便前一般先有肠蠕动亢进，所以患者常感到腹痛或腹部不适，排便后能缓解，便意也解除，直到下次发作，两次发作间隔一至数小时。结肠癌一般无明显的肠梗阻现象，与慢性肠炎相比，虽然排便次数也增多，但排出的常常不是粪便，而是血和黏液，即使有粪便排出，血、黏液和大便不相混合，而是黏附在大便表面。另外，晚期可合并肠梗阻。结肠癌患者排便前没有腹痛，排便后便意也不会明显减轻，常常有排便不尽的感觉。

(61) 如何鉴别直肠癌与痔疮

痔疮可以分为内痔、外痔，以及介于内、外痔分界的齿状线处的混合痔），是直肠下端及肛门管壁内静脉丛扩张、弯曲而形成的静脉团。出血是痔疮常见的症状之一。一般外痔肉眼能看到，而内痔则看不到，所以内痔出血最容易与直肠癌相混淆，应注意鉴别。

内痔出血常常不伴有疼痛（如痔合并感染，会有肛门部跳痛）。出血量不大时，仅粪便表面带血，或排便后滴出几滴血。出血量大时，可以血流如注，血色鲜红，常常染红整个便器。与内痔出血相比，直肠癌出血量也可以较大，但由于直肠癌的位置大多高于内痔，出血在肠内停留时间较长，所以直肠癌出血的血色较暗，有时没有粪便，仅排出一些脓血和黏液。患者常常诉排便困难，频繁产生便意，可有里急后重感，疼痛多在直肠癌的晚期出现。

(62) 如何早期发现乳腺癌

乳腺癌是妇女最常见的恶性肿瘤，我国乳腺癌的高发年龄为35~65岁，男性发病率仅为女性的1%（图2-14）。

乳腺癌的发病原因至今还不清楚。据大量研究发现，乳腺癌与月经初潮年龄、婚育情况、哺乳史、家族遗传因素、内分泌失调、放射线照射、

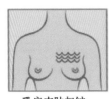
乳房皮肤起皱

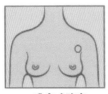
乳房或腋窝
出现肿块

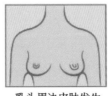
乳头周边皮肤发生
变化，乳头溢液

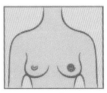
乳头凹陷

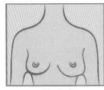
一边乳房
异常增大

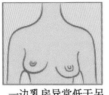
一边乳房异常低于另
一边乳房，两边乳头
不在同一水平线上

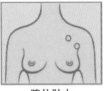
腺体肿大

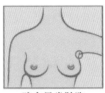
腋窝异常肿胀

图 2-14　乳腺癌的临床表现示意图

长期服用激素类药物及某些抗高血压药物、饮食习惯、生活方式及精神因素等有关。

乳腺癌属于较为浅表的肿瘤，早期诊断并不困难，及时治疗能获得较好的疗效。一般未经治疗的患者，其自然生存期为 26.5~39.5 个月。现在的检查手段也有可能发现最早的乳腺癌，即直径小于 5 毫米。

乳腺癌的检查诊断方法包括自我检查、医生检查、仪器检查等，其中自我检查是早期发现乳腺癌的重要手段之一。专家建议：30 岁以上的女性都需要学会乳房的自我检查，养成每隔 1~2 个月自检一次的习惯，特别应注意小结节肿块、乳头溢液等早期症状。乳腺癌肿块长到 1 厘米左右需要 5~8 年的时间，所以通过乳腺 X 照相、B 超等检查可早期发现。发现乳房肿块行穿刺针吸涂片，做细胞学检查亦可帮助诊断。将几种检查方法的结果进行综合分析，可提高诊断率。

总之，要早期发现乳腺癌应积极开展乳腺癌的普查工作。对有乳腺癌易感基因的妇女进行定期检查，特别是有乳腺癌家族史、患乳腺囊性增生症及乳腺良性肿瘤者，以及婚后未生育或哺乳的妇女等，应经常做乳房自我检查，注意发现异常情况。只要做好这些工作，乳腺癌还是可以早期诊断、早期治疗的。

如何进行乳房的自我检查

（1）检查体位：取立位或坐位，两臂自然下垂或放于膝上，应在光线良好的地方检查。对于肥胖、乳房较大或肿块位于乳房深部者，在立位或坐位检查后，还应取卧位检查，并在肩背部垫一枕头，使胸部隆起，这样不会遗漏小肿块。

（2）检查的最佳时间：月经正常的妇女，月经来潮后的 9~10 天是乳房检查的最佳时间。此时雌激素对乳腺的刺激较小，乳腺处于相对静止状态，容易发现病变。在哺乳期出现的肿块，如临床疑为肿瘤，应及时去医院做进一步检查。

（3）检查步骤：在充分暴露前胸和乳房后，首先应观察乳腺的发育情况（可借助镜子），如两侧乳房是否对称，大小是否相似，两侧乳头是否在同一水平线，乳头是否有凹陷，乳头、乳晕处是否有湿疹、糜烂，乳房皮肤色泽如何，有无水肿或橘皮样变，是否有红肿等炎症表现，乳腺区浅表静脉是否怒张等。以上观察结束后，患者双手上举，以显示乳房的侧下方和尾部，观察这一区域的情况。接着对两侧乳房做全面的触诊，可以按乳房的象限或顺时针方向，用指腹而不是指尖进行扪诊，发现乳房肿块后应注意肿块的大小、质地、边界是否清楚、表面是否光滑、活动度如何等。一般来说，良性肿瘤的边界比较清晰，活动度较大；恶性肿瘤浸润性生长时边界不清，活动度较差。但在早期良、恶性难以区分时，可用手轻轻抬起整个乳房，增加乳腺皮肤的张力，如在病灶上方看到轻微的皮肤皱缩和牵拉引起的小凹陷是早期乳腺癌的表现之一。有时需反复数次检查才能发现这一征象。对于较大的肿块还需检查与深部组织的关系，方法是两手叉腰，使胸肌处于收缩状态，当肿瘤侵犯胸肌筋膜或胸大肌时，可见胸肌收缩时患侧乳房抬高，活动受限，此时肿瘤往往已处于较晚期。

（4）注意事项：在触诊时正确的手法是用手掌或并拢手指，以指腹轻轻触按乳房，不能用手指提抓、拧捏，手法不对时易将正常乳腺组织误认为肿块。

63 乳腺癌的症状和体征有哪些

乳腺癌患者多以乳房内无痛性肿块而就医，少数患者因胸前区域乳房疼痛、乳头溢液或其他异常而就诊。仔细了解病史对乳腺癌的诊断有重要意义，病史中还应注意年龄、职业、生活习惯、饮食、月经史、生育哺乳史、有无内分泌系统疾病、以往应用激素类药物情况、乳腺区是否多次接受过放射线照射、有无乳腺肿瘤家族史（特别是母亲）、以往是否有乳腺疾患及治疗情况、是否有过女性生殖系统疾病等。对病史中有乳腺癌高危因素者或可疑者，即使没有肿块，也应进行乳腺拍片和其他辅助检查，并定期随访（图2-15）。

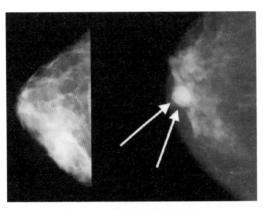

图 2-15 乳腺癌的影像学表现

（1）症状：乳腺癌患者早期多无自觉症状，极少数患者可有乳头溢液，多为浆液血性、血性或水性，部分可伴有乳头刺痛、痒。中期患者可有局部疼痛，表现为隐痛、钝痛、牵拉痛或刺痛，同侧上肢无力，乳头可有暗红色血性溢液。到晚期，患者出现食欲缺乏、全身无力、发热、局部可有不同程度的疼痛。出现血源性转移至肺、肝、骨等部位时可有相应的症状，如咳嗽、咯血、呼吸困难、肝大、黄疸、四肢或脊柱疼痛等。

（2）体征：早期乳房内可触及蚕豆大小的肿块，较硬，可活动，压痛不明显。到中期两侧乳房不对称，患侧抬高，乳腺皮肤可有橘皮样改变，乳头可内陷；乳房可触及境界较清楚的肿块，质硬，形状不规则，可有一定的活动度，压痛一般不明显；同侧腋窝可触及肿大、质硬淋巴结或淋巴结融合成团样肿块；同侧锁骨上或下可触及肿大的淋巴结，活动度差；少数患者可有患侧上肢水肿。晚期患者多有贫血、消瘦；患侧乳房可出现水肿、破溃、乳头内陷；肿块触之质硬如石，无活动性；腋窝及锁骨上、下可触及融合成团的肿大淋巴结；少数患者可出现胸腔积液、腹腔积液等体征。

（3）检查：①X线检查；②B超检查；③近红外线扫描；④CT或MRI检查；⑤实验室检查，如癌坯抗原（CEA）检查、降钙素测定、血清蛋白测定、雌激素受体（ER）检查、孕激素受体（PR）检查；⑥脱落细胞学检查；⑦细针穿刺病理学检查等。

64 钼靶摄影如何识别早期乳腺癌

乳腺癌是严重威胁全世界女性美丽和健康的杀手，但是现在有一种简单、无创、灵敏、准确的检查可以帮助早期发现乳腺癌，它就是乳腺钼靶摄影检查（图2-16）。

乳腺钼靶摄影检查是一种利用X线的物理性能及人体乳房组织不同的密度值，将乳房的图像投影于X线胶片上，进行观察的诊断方法。其诊断良、恶性肿瘤的准确率达到85%~90%。研究表明，乳腺钼靶摄影检查能发现直径

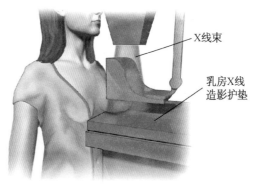

图2-16 乳房钼靶检查示意图

小于0.5毫米的肿块，大大提高了早期乳腺癌的诊断率。由于乳腺钼靶摄影对乳腺疾病特别是对早期诊断乳腺癌具有较高的诊断价值，因此临床上已将其作为首选的影像学检查方法。

乳腺钼靶摄影检查时，乳腺摄影机的两块压迫板会从不同角度夹住受

检妇女的一侧乳房进行摄片，完成后换做另一侧。整个检查过程没有痛苦。检查时受检者需赤裸上身，积极配合检查医生按需要摆放姿势，摆好位置后不要轻易移动，以使尽可能全面而清晰地拍摄出整个乳房的结构。

钼靶片包含了乳房的许多信息，如乳房的大小、腺体的结构和致密程度、有无肿块或钙化等异常现象、腋下淋巴结有无肿大等。在钼靶片上，解读这些信息并进行综合分析是一项复杂的工作，应由经验丰富的专业医生做出诊断。

在钼靶报告中有一项 BI-RADS 评估分类，这是读片医生对所检查乳腺的总体印象和评估，对临床医生有很大的参考价值。BI-RADS 共分 5 级：0 级表示需要其他影像学检查进一步评估；1 级表示无异常发现；2 级表示有良性发现，但总的来说无恶性征象；3 级代表可能是良性发现，恶性可能性小于 2%，建议短期随访；4 级表示可能异常，恶性可能性在 30% 左右，考虑活检；5 级则表示高度怀疑恶性，恶性可能性为 70% 左右，临床应采取适当干预措施。

65 钼靶检查发现"肿块或局限性致密影"说明什么

钼靶报告发现"肿块或局限性致密影"是指乳腺中的可疑肿块留在钼靶片上的阴影，这种情况在良性肿瘤中也有可能发生。乳腺癌表现在钼靶片上的阴影是有特征性的，多为不规则形或分叶状块影，边缘多有毛刺，密度较周围腺体增高。钼靶片上测量的肿块大小比临床触诊结果小，如果伴有钙化或乳腺结构扭曲，恶性程度可能更高。

66 钼靶检查发现"乳房中钙化点"说明什么

钼靶报告发现"乳房中钙化点"并不一定是乳腺癌。乳房中发现钙化点有两种情况，一般来说多数粗大、孤立的钙化点都是孤立的，其可能是由于血管钙化或分泌性病变所引起，没有太大的临床意义。需要警惕的钙化点常表现为颗粒状、短杆状或蚯蚓状，圆形或椭圆形，或呈细沙砾样，钙化点一般不大于 0.5 毫米，多为 10 粒以上，有时多到无法计数。钙化点不仅存在于肿块阴影之内，亦可存在于肿块阴影之外，有时可沿乳腺导管密集分布。直径 1 厘米以内的微小癌可无明显的肿块阴影，特异性钙化点常作为唯一的诊断依据。

67 如何鉴别乳腺囊性增生、乳腺纤维瘤及乳腺癌

乳腺囊性增生是乳腺组织最常见的疾病，多由内分泌功能紊乱引起，其本质既非炎症又非肿瘤，而是正常结构的错乱。根据病理形态可分单纯性小叶增生、囊性小叶增生、线性小叶增生 3 种。其主要表现为月经周期的乳腺实质过度增生，而复归不全。有学者认为乳腺增生有上皮高度增生与不典型增生时可能与乳腺癌的发病有关，但绝大多数乳腺增生并不是癌前病变。

乳腺纤维瘤是年轻妇女常见的良性肿瘤，好发于 15~35 岁，高峰为 20~25 岁。纤维瘤的病因尚不清楚，但大多认为与激素水平失衡有关。临床上多无特殊症状，常在自检或普查中发现乳房肿块，一般缓慢增大，少数可增大较快。

以上两种常见乳腺疾病多因乳房可触及肿块而被怀疑为乳腺癌，此时应进一步做相关检查以明确诊断。表 2-3 为三者的主要区别，供参考。

表 2-3　3 种常见乳腺疾病的鉴别要点

鉴别要点	乳腺囊性增生	乳腺纤维瘤	乳腺癌
性质	良性增生	良性肿瘤	恶性肿瘤
发病年龄（岁）	25~40	20~25	40~60
肿块数目	多个或成串	常为单个	常为单个
肿块质地	较正常乳腺稍硬	中等硬度	坚硬

癌症面面观

鉴别要点	乳腺囊性增生	乳腺纤维瘤	乳腺癌
肿块表面形态	较光滑	较光滑，有的表面虽有小结节，但较柔软	常不光滑，有时表面有坚硬小结节
肿块边界	不规则，边界不清	较规则，圆形，边界清	不规则，边界不清
肿块与皮肤关系	不粘连，乳房皮肤正常	不粘连，乳房皮肤正常	易侵犯皮肤引起粘连，典型者皮肤呈"橘样皮"改变
肿块活动度	活动	活动	侵犯胸壁发生粘连，活动度差或不能推动
乳头溢液	一般无，若有多为浆液性，极少数为血性	一般无	时有，多为血性或脓血性
腋窝淋巴结	无肿大（感染例外）	无肿大	可触到质硬、粘连、肿大的淋巴结
疼痛	常有，以经期为甚	无	早期无
生长速度	缓慢	病程数年，生长缓慢，术后易复发	病程较短，肿块生长迅速

68 乳腺癌患者"保乳"治疗有新招

保乳手术主要适合肿瘤分期较早且肿瘤切除后有较好乳房美容效果的乳腺癌患者。多项研究证明，保乳手术的治疗效果和总体预后与常规根治术相当，但局部复发率略高于常规根治术，故乳腺癌保乳术后患者需要通过接受放疗来降低局部复发的风险，也就是通常所说的"小手术大放疗"。常规放疗疗程为5~6周，一般需要照射25~30次。由于外照射次数较多，疗程较长，患者不可避免地会发生一些放疗副作用，如放射性皮炎、放射性心脏损伤、放射性肺炎和肺纤维化、放射性咽喉炎、上肢水肿、乳房纤维化等。

权威医学专业杂志《柳叶刀》于2013年发布一项由11个国家的32个

临床治疗中心参加的乳腺癌临床随机试验，结果显示低危乳腺癌患者保乳术中进行一次术中放疗的疗效与术后 6 周的辅助放疗的疗效相同。术中放疗不仅能清除肉眼看不到的亚临床肿瘤病灶，还能有效保护肿瘤周围正常组织，避免常规外照射导致的各种并发症，而且极大地缩短放疗的时间，降低放射线对乳房、心脏和其他器官的副作用。也就是说接受术中放疗以后，低危乳腺癌患者在保乳术后无须再接受 6 周的常规放疗，大大减少了放疗对患者的不利影响；即便是高危患者，术后接受放疗的时间也可能大大缩短。一般地说，肿瘤直径小于 2 厘米，年龄大于 35 岁，无淋巴转移，激素受体阳性，HER2 阴性的乳腺癌患者属于低危，都可以采用术中放疗。

69 哪些人易患乳腺癌

乳腺癌正逐渐成为危害女性生命的第一杀手。虽然乳腺癌的病因仍未完全清楚，但有统计表明城市女性的乳腺癌发病率是农村女性的 3 倍，这说明乳腺癌的发生与生活方式息息相关。

研究证实，城市女性的 5 种不良生活方式易诱发乳腺癌。

1）未育、未孕，第 1 胎生育年龄大于 35 岁。

2）虽有生育，但不哺乳或哺乳时间短。

3）中年以后，尤其是绝经后体重持续上升。

4）精神抑郁、性格内向、工作压力大。

5）嗜食肉类、煎蛋、黄油、奶酪、动物脂肪等高脂饮食，每天饮酒 3 次（每次大于 15 克）。

70 如何早期发现宫颈癌

近 10 年来，宫颈癌的发病率不断上升，已占女性恶性肿瘤的第 2 位；而且发病年龄出现年轻化趋势，尤其在癌前病变患者中，以 20~30 岁女性多见（图2-17）。我国是宫颈癌的高发地区之一，其发病率和病死率占全世界的1/3，但宫颈癌也是容易被早期发现的。因为子宫颈在阴道内，医生用扩张器就能看见它。如能早期检查、早期治疗，宫颈癌甚至可以成为能治愈的癌症。

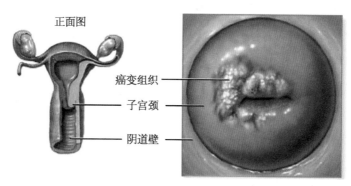

正面图

癌变组织

子宫颈

阴道壁

图 2-17　宫颈癌

宫颈癌是宫颈被覆上皮和腺上皮发生的恶性肿瘤，由被覆上皮发生的主要是鳞状细胞癌，简称鳞癌；由腺上皮发生的是腺癌。宫颈癌中95%是鳞癌，且几乎都发生于已婚多产的妇女。宫颈癌中5%为腺癌。未婚女性中发生宫颈癌者常为腺癌。宫颈癌是最常见的妇科恶性肿瘤，占女性生殖系统恶性肿瘤的半数以上，其病死率占女性恶性肿瘤的首位。宫颈癌的发病年龄各地有所不同，一般宫颈原位癌的发病年龄为35~55岁，浸润癌为40~70岁。统计资料表明，我国宫颈癌患者发病年龄较大，且有后延的趋势，20岁前发病的较少，发病率农村高于城市，山区高于平原。

宫颈癌的病因至今尚不清楚，近10年来的调查研究认为，其发病与早婚、早育、多产、有多个性伴侣、性生活过早或频乱、性伴侣包皮过长、雌激素分泌紊乱或代谢异常、某些病毒感染（如单纯疱疹Ⅱ型病毒和人乳头瘤病毒等），还有慢性宫颈炎、宫颈糜烂及某些性传播疾病及与患者的免疫功能低下、不良的精神因素等有关。

宫颈癌如能早发现、早诊断、早治疗，其治愈率是比较高的，但并不是所有早期宫颈癌均有可以察觉的征兆，尤其是不少原位癌都是在普查中发现的。宫颈癌的早期表现包括：①接触性出血，这可能是唯一的早期症状。在性交、妇科检查及便秘者用力排便后有很少量的阴道出血，由于这种症状也可见于宫颈糜烂及宫颈息肉，因而易被忽视。②绝经后阴道不规则出血，因出血时不伴有任何痛苦感，因而易被忽视。③阴道分泌物增多，俗称白带增多，可发生于接触性出血征兆之前或之后。以往常强调宫颈癌患者的白带，色如破屋的屋漏水，并有强烈的腥臭。但实际上这种白带是晚期宫颈癌的征兆，而早期宫颈癌一般不伴有这些特点。当患者发现上述早期征兆时应主动到妇产科或肿瘤科就诊并做宫颈刮片检查。这种检查方法简单易行，诊断的正确性也高，但患者应注意在检查前 24 小时内禁止性交、避免阴道检查、灌洗及上药。普查是发现宫颈癌的主要手段，可采用宫颈刮片细胞学检查配合碘试验及阴道镜检等方法进行。25 岁以上的已婚妇女，每 3~5 年检查 1 次，对高危人群应每年至少检查 1 次。对细胞学检查有疑问者，应取宫颈活组织做病理切片检查。

🐼 什么是宫颈上皮内瘤样病变

宫颈上皮内瘤样病变包括宫颈不典型增生及宫颈原位癌，这两种病变是宫颈浸润癌的癌前病变，统称为子宫颈上皮瘤（CIN）。宫颈不典型增生与宫颈原位癌的上皮变化两者性质相同，但程度不一样。宫颈不典型增生的程度较轻，根据细胞异型的程度，应将 CIN 分为 3 级：1 级是指宫颈轻度不典型增生；2 级是指宫颈中度不典型增生；3 级是指宫颈重度不典型增生及宫颈原位癌（图 2-18）。各种级别 CIN 都有发展成为浸润癌的倾向。一般来说级别越高，发展成为浸润癌的机会越大；级别越低，自然退缩的机会越大。

宫颈不典型增生是指宫颈上皮细胞部分或大部分发生异型或不典型分化。宫颈不典型增生可以发生于宫颈外口移行带或宫颈内膜表面。

宫颈原位癌是指宫颈不典型增生累及鳞状上皮全层，但未突破基底

正常子宫颈

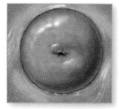

正常宫颈细胞

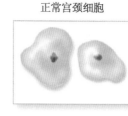

宫颈非典型增生

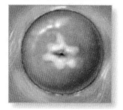

癌变或癌前的宫颈细胞

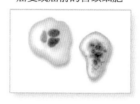

图2-18　正常和异常子宫颈及宫颈细胞

膜，未侵犯间质，病变局限于鳞状上皮内。CIN患者一般不表现明显症状或仅有一般宫颈炎的症状，如白带增多，也有主诉白带带血或性交后少量阴道出血等。妇科检查可见宫颈光滑，无明显炎症或有宫颈充血或糜烂，糜烂程度不等，范围不同。触之有时易出血，与一般慢性宫颈炎无明显区别。因此，CIN的临床表现并无特异性，单凭其症状及体征是无法诊断的，主要是根据组织学检查确定。

宫颈不典型增生是癌前病变，具有可逆性，即一部分病变可自然消退；但它还具有进展性，即病灶可发展，甚至癌变。其可逆性和发展性与病变的范围、程度有关，轻度不典型增生自然消退的可能性明显高于中、重度。重度不典型增生发展成癌的可能性明显大于轻、中度。也有学者认为，宫颈轻度不典型增生是良性的异常增殖，可自然转为正常。

72 哪些人易患宫颈癌

1）性生活不良、有多个性伴侣以及第1次性生活年龄小的女性；生育过度的女性；性伴侣包皮过长的女性。

2）病原微生物（如淋球菌、单纯疱疹病毒、滴虫、白色念珠菌等）感染的女性。

前一类人群容易感染人乳头瘤病毒（HPV），而这一感染与宫颈癌的发生关系密切；后一类人的感染为 HPV 的感染创造了有利条件。

⑦ 宫颈癌的症状和体征有哪些

宫颈癌中最常见的是鳞癌，其次是腺癌，鳞腺癌及透明细胞癌等较少见。宫颈鳞状上皮发生癌变即可导致鳞癌。宫颈上皮发生癌变后，可突破基底膜侵犯间质而形成浸润癌。腺癌的肿瘤细胞具有柱状上皮的特点，形成线状结构浸润间质。

早期宫颈癌常无症状，也无特殊体征，与慢性宫颈炎无明显区别，尤其是老年妇女，宫颈已萎缩者。某些宫颈管癌患者，由于病灶位于颈管内，阴道和宫颈外观仍表现正常，易被忽略以致漏诊或误诊。

（1）症状：早期患者多无临床症状。部分患者可有白带增多，偶有性交后少量出血，绝经后妇女可有间断性血性分泌物。到中期患者的白带明显增多，有时有水样或米泔水样分泌物流出，可伴有腥臭或恶臭；阴道有不规则出血，特别是性交时或性交后每次都有少量出血。部分患者由于肿瘤浸润到盆腔壁及闭孔神经，可有臀部沿大腿内侧放射的持续性疼痛。到了晚期，上述症状不断加重，且出现食欲缺乏、疲乏无力、发热等症状，阴道可排出大量带血脓臭液体，可有阴部下坠痛或大腿内侧肌、腰骶部疼痛。病灶侵犯膀胱时可出现尿频、尿急、尿痛及下腹痛；侵犯直肠时可引起腹泻、便血、肛门坠胀、里急后重等症状；侵犯坐骨神经时可有下肢疼痛、坐骨神经痛症状；病灶压迫或侵犯输尿管时，严重的可导致输尿管阻塞、肾盂积水、肾功能损害等。

（2）体征：早期一般无阳性体征。中期时妇科检查，阴道、子宫颈表面可触及质硬肿块，宫旁组织可增厚，有压痛，指套可带有血迹。晚期时妇科检查，可出现指头插入阴道困难，触到凹凸不平质硬如石的肿物，并与骨盆壁固定，称冰冻骨盆。局部触痛明显，可有血性液体流出，大多数患者晚期可伴有消瘦、贫血貌、恶病质等体征。

🉐 HPV 与宫颈癌有什么关系

HPV 是人乳头瘤病毒的英文缩写。一直以来，人们对于宫颈癌心存恐惧，其实宫颈癌并不可怕，它是目前所有癌症当中，唯一可以有效预防，及时发现早期治疗效果较好的癌症。

现代医学通过研究已经证实，女性患宫颈癌是子宫颈感染 HPV 所致。虽然宫颈癌和 HPV 之间存在着相关联系，但不是所有感染了 HPV 的女性都会患宫颈癌。

由于 HPV 广泛存在于自然界，人的皮肤、消化道、呼吸道等，所以，凡有性生活的女性都有可能通过性接触，将 HPV 带到自己的生殖道内。专家推测：就女性而言，HPV 的终身感染率累计可达 60%~70%。也就是说 60%~70% 的女性，在其一生中都感染过 HPV，但这种感染通常都是一过性的。因为当人体感染这种病毒后，体内会很快形成对该病毒的免疫力。当免疫力足够强大时，HPV 就会被清除。大量医学数据统计表明，虽然被 HPV 感染的人群很大，但大多为一过性的，即在 1~2 年内病毒就会自然消失。大多数女性体内的免疫系统可以把进入体内的 HPV 消除掉，只有少数免疫功能比较差的人无法消除掉进入体内的 HPV，造成 HPV 持续感染。这个过程需 8~12 年才可能发展成宫颈癌。

临床资料发现，宫颈癌的患者差不多都是 30 岁以上的女性，所以有性生活的女性可以在 30 岁以后开始进行 HPV 检测。检查结果为阴性者说明没有被 HPV 感染，因而在很长一段时间内不会有患宫颈癌的危险。检查结果为阳性者也不一定会发展成宫颈癌，只是有发展成宫颈癌的可能。所以，首先应该再做一次宫颈涂片检查，看看目前是否有异常的宫颈细胞，一旦发现马上进行治疗，这样就可以把宫颈癌消灭在萌芽状态。

HPV 是一种嗜上皮性病毒，有高度的特异性。已知 HPV 可引起人类的良性肿瘤和疣，如生长在生殖器官附近皮肤和黏膜上的人类寻常疣、尖锐湿疣及人乳头瘤。

由于 HPV 感染没有明显的临床症状，其检出率也因检测方法不同而异。对于 HPV 感染流行因素的分析就很难确定，但 HPV 感染是一种性传播疾病，与性行为有关，这一点也已经明确。

性行为:大部分研究表明，妇女的性伴侣数、性交频率、性伴侣是否患有生殖道疣等均与 HPV 感染密切相关。

免疫因素:宿主的免疫力对 HPV 的感染及病变的进展有很大的作用。研究发现免疫抑制者 HPV 的感染率是正常人群的 17 倍。

怀孕:有研究表明，妇女分娩次数及流产次数等并不增加 HPV 感染的危险性。畸胎的发生与 HPV 感染有关。有些研究发现孕期妇女 HPV 感染率高，而且病毒检出率也高。

口服避孕药:尽管口服避孕药可以增加宫颈癌的危险性，但它是否影响 HPV 感染的危险性尚无定论。

HPV 感染与宫颈癌的关系在 19 世纪 70 年代提出，此后许多流行病和分子学研究均毫无疑问地证实了 HPV 与宫颈癌的病因学关系。学者通过收集来自 22 个国家的宫颈癌活检标本做检测，发现 99.7% 的肿瘤中都可以检测到 HPV，而且各国间无明显差异，这表明 HPV 感染与宫颈癌的相关性具有普遍意义。

早期治疗宫颈癌损伤小，完全可以不影响生活。性生活→感染 HPV →宫颈癌，只是一种宫颈癌的发展途径之一，但不是唯一的途径。未婚女子同样可以患宫颈癌，当然概率会小得多。

HPV 感染生殖道是个长期的过程，可潜伏在细胞内若干年，一旦机体免疫力下降，潜伏的病毒可恢复活动。HPV 的感染过程通常分为潜伏期、亚临床期、临床期和 HPV 相关的肿瘤期。

HPV 诱发的乳头状瘤具有转发为鳞状上皮细胞癌的倾向，然而并不是所有的 HPV 感染者都会进展为癌。对于大多数乳头状瘤，这种转化还需要其他辅助因子的存在，例如吸烟、暴露于某些化学物质、宿主免疫功能降低和环境协同因素等均对乳头状瘤转为恶性肿瘤有致突变及启动作用。

目前，临床上对 HPV 没有专门的药物治疗，常用"泡腾片"清洁阴道，效果并不理想，而干扰素等可改善免疫功能但是不能直接杀灭病毒。感染 HPV 不等于会患宫颈癌，尤其是血液中 HPV 抗体阳性只表明曾经感染过 HPV。在子宫颈脱落细胞中找到 HPV 的情况下大多数人在 1~2 年内自愈，这主要还是与免疫力有关。增强身体素质，提高抗病能力，注意个人卫生，必要时接受 HPV 疫苗注射是遏制 HPV 感染和扩散的主要途径。

🎱 子宫体癌有何特点

子宫体癌也称子宫内膜癌或子宫内膜腺癌，是常见的女性生殖道恶性肿瘤之一。与宫颈癌相比其发病年龄推迟 10 年左右，多见于 50 岁以上妇女，平均发病年龄为 59 岁，75% 的患者发生于绝经后。据统计，子宫体癌的发病率有明显的上升趋势，这可能与妇女的平均寿命延长等因素有关。此外，与因绝经期症状或无明确指征而采用外源性雌激素治疗有关。

子宫体癌的病因目前尚不完全明了，但研究结果发现，可能与下列因素有关：①未孕、不孕、未产；②肥胖；③内源性雌激素过剩；④外源性雌激素过剩；⑤患糖尿病、高血压；⑥社会经济因素等。

以上这些因素与子宫体癌发生之间的确切关系尚在研究中。

子宫体癌的发生一般认为是一个由良性增生致癌变的过程，其发展过程是：正常增生的子宫内膜→囊性增生→腺瘤样增生→不典型增生和原位癌→浸润癌。临床上把浸润癌分为局限性和弥漫性两种。①局限性腺癌：大多数子宫体癌的瘤体开始为宫底或宫角部的无蒂或有蒂的肿块，质脆软，表面可发生出血、坏死、溃疡或感染。此病灶虽小，但浸润肌层远比周围扩散为快。②弥漫性腺癌：肿瘤沿内膜层蔓延，可侵犯内膜的大部或全部，常呈不规则息肉状，浸润肌层较晚，子宫较大，且较早表现。病变可沿子宫腔向下蔓延侵犯子宫颈管。

子宫体癌最常见的症状为异常的子宫出血，最多见于绝经期或绝经后，表现为血性分泌物或不规则阴道出血。部分患者在阴道出血前有浆液性阴道排液。若肿瘤坏死合并感染时，则为恶臭气味的排液。宫颈管堵塞时，可形成宫腔积脓。若出血发生在绝经前，可表现为功能失调性子宫出血。所以对更年期出血的患者不能单纯认为是内分泌失调所致的良性疾病，而应常规刮取子宫内膜标本，以排除恶性病变。晚期患者可出现下腹痛、腰痛、贫血及恶病质。

早期子宫体癌患者的盆腔检查无明显异常，子宫体大小和性状也往往正常。子宫体的增大在一定程度上取决于肿瘤的扩散，但更多取决于所伴有的肌瘤或宫腔积脓。多数患者，宫腔越大，预后越差。对有上述症状的绝经后妇女，检查发现子宫体萎缩不明显，反显饱满或有宫腔积脓时，则应疑及本病。

对有临床症状，尤其是有感染因素的妇女，除常规进行盆腔检查外，还可以做以下诊断性检查：①阴道细胞学检查；②宫腔细胞学检查；③活体组织学检查；④免疫学检查如 CA-125；⑤宫腔内检查；⑥ B 超检查；⑦ CT 检查；⑧ MRI 检查。

76 卵巢肿瘤有何特点

卵巢是女性生殖系统的性腺器官，位于盆腔内，子宫的两旁，输卵管的下方，外形呈扁椭圆形，左右两边各一。卵巢的功能主要是排卵和分泌女性激素，这两种功能分别称为生殖功能和内分泌功能。卵巢除了分泌雌激素和孕激素外，还可以分泌少量的雄激素。卵巢作为内分泌器官，所含细胞成分多，组织结构复杂，可以产生不同类型的肿瘤。卵巢囊性肿瘤多为良性，实质性肿瘤多为恶性。部分良性肿瘤有可能转化为恶性肿瘤。良性肿瘤和恶性肿瘤的发病率之比约为 9:1。

卵巢肿瘤可以是良性、良恶性交界及恶性肿瘤。其病理形态多种多样，根据卵巢组织发生来分类可分如下几种。

（1）生发上皮肿瘤：约占全部卵巢肿瘤的 40%，有浆液性、黏液性和混合性生发上皮肿瘤，恶变率较高。

（2）生殖细胞瘤：来自生殖细胞及其衍生组织，包括无性生殖细胞瘤、畸胎瘤、内胚窦瘤、绒毛膜上皮癌等肿瘤。

（3）性索间质肿瘤：约占卵巢肿瘤的 6%。该类肿瘤较为复杂，各种细胞可以单独构成各种类型肿瘤。卵巢型或睾丸型的两种细胞可出现在同一肿瘤内，更有 4 种细胞类型可同时在肿瘤内见到。

（4）类固醇细胞瘤：类固醇细胞瘤由类似于黄体细胞、间质细胞、肾上腺皮质细胞的圆形或多边形大细胞构成，以往称支持细胞瘤或类脂细胞瘤。

在临床上最常见的卵巢肿瘤为上皮肿瘤和生殖细胞瘤，前者占60%~70%，后者占 15%~20%。其中又以上皮肿瘤中的黏液性和浆液性肿瘤，生殖细胞瘤中的绒毛膜上皮癌、内胚窦和胚胎的肿瘤最为常见。对卵巢的恶性肿瘤一般称卵巢癌。

卵巢癌的发病年龄段是妇科肿瘤中最宽泛的，可以发生在妇女一生的任何时期。上皮性癌多发生在老年妇女，40 岁以上妇女约占 95%，而生殖细胞癌的发生多见于 44 岁以下，44 岁以上发病率逐渐下降。无性细胞瘤多见于 20 岁以下的年轻女性和幼女。恶性畸胎瘤患者年龄为 14~21 岁，而各类低分化癌则多见于老年。卵巢癌的病因至今仍不清楚，但环境和内分泌的影响在卵巢癌的致病因素中最受重视。此外，还受地区、种族和家族、婚育、饮食习惯等因素的影响；某些化学致癌因素，X 线照射、病毒感染、动物脂肪摄入过多也有可能是导致卵巢癌的因素。

⑦⑦ 如何鉴别卵巢的良性与恶性肿瘤

卵巢肿瘤有良性与恶性之分，尽管只有10%的卵巢肿瘤是恶性的，但其病死率超过宫体癌和子宫体癌之和，占妇科恶性肿瘤的首位，所以，准确鉴别卵巢肿瘤的良性与恶性十分重要。其主要鉴别如表2-4。

表2-4　卵巢良、恶性肿瘤的鉴别

鉴别项目	良性肿瘤	恶性肿瘤
年龄	多发生在生育期年龄段	除生育期年龄段外，其他年龄段亦可发生
症状	多无症状、肿瘤生长缓慢	腹痛、腹胀、食欲缺乏、便秘或出现排尿异常、下肢疼痛、恶病质
体征	肿块多为单个、表面光滑、可推动、有囊性波动感，无腹腔积液	多为双侧，肿块固定、表面不光滑、质地硬或软硬不均，伴有腹腔积液或下肢水肿
并发症	少见	可伴有瘤体破裂、出血和感染
B超检查	多为囊性影像	多为实性影像
CA-125检测	阴性或低水平上升	阳性或高水平上升

⑦⑧ 卵巢癌的症状和体征有哪些

卵巢癌生长迅速，容易扩散，但早期患者常无症状而往往在妇科检查时偶被发现，或待肿瘤长到一定大小超出盆腔以外，腹部可扪及时或出现并发症时才被患者发现。此时就医往往已属晚期。卵巢癌的症状和体征可因肿瘤的大小、发生时期有无感染、有无继发性变及并发症而不同。

（1）症状：早期患者可无自觉症状或仅有下腹部不适，牵拉、坠胀感，随着肿瘤逐渐长大，可有腰酸、下腹部膨胀感，伴有食欲缺乏、恶心、胃部不适等胃肠道症状。未绝经妇女可出现月经紊乱、阴道不规则出血，由于瘤蒂扭转可出现突然腹痛。晚期患者可因此出现腹腔积液而腹胀，有时可伴有肠梗阻症状。卵巢癌很少出现疼痛，但如果发生肿瘤破裂出血或感染，或由于浸润、压迫邻近器官可引起剧烈腹痛、腰痛。部分卵巢癌还可引起性早熟、男性化等表现。另外因转移而产生相应的症状，如肺转移产生干咳、咯血、胸腔积液及呼吸困难；骨转移可产生局部剧烈疼痛；有明显压痛点；肠道转移可有大便变形、便血，严重者可发生肠梗阻。

（2）体征：妇科检查多在一侧触到卵巢明显增大，为实质性或囊性感，表面欠光滑，一般活动良好（晚期除外），可有压痛。腹部检查可在下腹部，尤其是在膀胱充盈时，在耻骨联合上方可触及肿块。出现腹腔积液时腹部可叩到移动性浊音。晚期有时可在锁骨上、腹股沟部扪到肿大淋巴结。

（3）检查：①脱落细胞学检查；②细针穿刺病理学检查；③B超检查；④CT检查；⑤MRI检查；⑥实验室检查：CA-125、CEA、AFP、人绒毛膜促性腺激素（HCG）、乳酸脱氢酶（LDH）、唾液酸（SA）测定；⑦放射免疫影像技术；⑧流式细胞术。

🗨79 女性"返老还童"应警惕什么

某些老年女性偶然发现原来已经萎缩的乳房近来渐渐地饱满起来，枯黄稀少的头发变得光滑亮泽且逐渐长出新发，阴道也出现类似经血样的出血。这些接踵而来的青春再现现象，并非"返老还童"，而可能是"卵巢颗粒细胞瘤"引起的异常表现。

卵巢颗粒细胞瘤系卵巢肿瘤的一种，属低度恶性肿瘤，据统计发病率约为卵巢肿瘤的2%。由于这种肿瘤是从卵巢卵泡壁的颗粒细胞转变而来的，具有内分泌功能，故能产生雌激素。部分患者在临床上表现出雌激素增加的体征。此病可发生于任何年龄，但有60%以上是在绝经期后发生。老年妇女患此病后，一部分患者会出现青年再现的现象，如皱缩的乳房变得饱满、枯萎燥滞的阴道重现分泌液体、皮肤和头发变得有光泽。更为突出的是出现阴道出血，不明真相者多以为是月经复现。如此种种现象往往使人误认为是"返老还童"，其实这是由于雌激素增多所致。

卵巢颗粒细胞瘤除了有绝经后阴道出血及上述类似"返老还童"的现象外还伴有子宫内膜增生过度，瘤体可呈实质性或囊性，一般无疼痛或仅有隐痛、腹胀。腹部触及包块，部分患者可出现腹腔积液。镜下可见特征性的结构——Call-Ex her 小体，瘤细胞呈多边形或卵圆形，淡染，常见核沟。

卵巢颗粒细胞瘤虽然恶性程度不高，但若误诊时间过长也容易发生坏死和转移，而早期发现经手术切除则预后良好。因此，对于年龄在 50 岁以上已经绝经的妇女，一旦发生了上述症状，应及时到医院就诊，以明确诊断，及时治疗，切莫以为是"返老还童"。

80 葡萄胎、侵蚀性葡萄胎和绒癌，各有什么特点？如何诊断

葡萄胎、侵蚀性葡萄胎和绒癌都是由胚胎滋养细胞变化而来的肿瘤，故统称为滋养细胞肿瘤。三者既有区别又密切相关，是一种疾病的不同的发展阶段。葡萄胎是良性滋养细胞肿瘤，而侵蚀性葡萄胎及绒癌则为恶性滋养细胞肿瘤。

（1）良性滋养细胞肿瘤：葡萄胎又称"水泡状胎块"，表现为绒毛高度肿大，形成大小不等的水泡，大的可达数厘米，彼此间有隙地相连成串，形同葡萄，故此得名。葡萄胎充塞于扩张的子宫腔，一般不侵入子宫肌层，也不发生转移。

葡萄胎的表现是妊娠早期有间歇性的阴道出血，开始量少，中间可有反复大量出血。如仔细检查，有时可发现水泡状物。患者恶心、呕吐明显，还可以出现水肿、高血压、蛋白尿等妊娠中毒症状。子宫也异常增大，一般妊娠子宫的大小与停经月份成一定比例；而葡萄胎则不同，停经月份小，

子宫却很大。若阴道有水泡状物排出，则基本上可以肯定葡萄胎的诊断。发生葡萄胎后，胎儿一般已经死亡，摸不到胎块和胎头，听不到胎心，偶尔可伴存活的胎儿，但这种胎儿畸形率较高。

（2）恶性滋养细胞肿瘤：恶性滋养细胞肿瘤一般有以下特点。①来源于精卵结合而成的胚胎，部分成分来自异体，不同于其他肿瘤是从自己的细胞恶变而来，具有更多的抗原性；②好发于生育期妇女，20~40岁为好发年龄，一般比其他肿瘤发病年龄为低；③绝大多数发生在妊娠数周或数月内，潜伏期短；④病理形态与生物学行为不平行；⑤肿瘤分泌绒毛膜促性腺激素（HCG），能应用生物学的免疫学方法测定，可作为诊断、疗效评定、随访及预后判断的标记物；⑥有生理性转移和恶性转移、转移灶自行消失等现象。转移常见且早而广泛，以血道转移为主，少数也有淋巴道转移。在所有转移中，以肺转移最为多见，其次是阴道、脑等转移。

侵蚀性葡萄胎和绒癌在病理和预后方面有明显区别，但两者在临床表现、分期诊断和治疗方面基本相仿。两者发病之前，约有一半以上患者曾患过葡萄胎。这类恶性滋养细胞肿瘤的病因目前仍不清楚，专家认为可能与以下几个方面有关：营养不良、病毒感染、卵巢功能失调和卵子异常、染色体异常。其他如人种、地理、气候、环境、饮食、水源、动物媒介、免疫异常等，与这类疾病的发生可能也有关系。

侵蚀性葡萄胎的病理特点为葡萄胎组织侵入子宫肌层和其他组织或有远方转移。临床上常在葡萄胎排出后，有持续和间歇性阴道出血，子宫增大，血或尿HCG定量增高，发生转移时可出现相应的症状。侵蚀性葡萄胎的性质介于葡萄胎与绒癌之间，在不同程度上有两者的特性。有的可能偏良性，病变和表现接近增生活跃的葡萄胎；有的可能偏恶性，病变和表现接近绒癌。

绒癌的病理特点为增生的滋养细胞大片侵犯子宫肌层和血管，并常伴有远处转移。绒癌常见为葡萄胎流产或足月产，之后有阴道持续性不规则出血。长期出血可引起不同程度的贫血，子宫增大的程度和形状由子宫内病灶的大小、数目和部位而定。病灶大、数目多，又近浆膜层，则子宫大而不规则。子宫柔软，宫旁常可触到血管搏动。当病灶穿破子宫肌层和浆膜层时，可造成子宫穿孔或穿入腹腔，或阔韧带内形成内出血或血肿，出现腹痛或休克症状。当发生转移时，因转移灶部位的不同而表现出不同的症状。肺转移患者可有咯血、胸痛、呼吸困难等症状；阴道转移可因结节破溃而发生阴道大量出血或分泌物增多；脑转移可出现头痛、呕吐、抽搐、偏瘫及昏迷。

我国葡萄胎的发病率并不低，但它发展为恶性葡萄胎和绒癌的可能性较小。葡萄胎治愈率几乎达100%。绒癌虽然恶性程度高，但若能早期发现治疗，疗效也非常显著。有些患者不用切除子宫，单用化疗就能治愈，治愈后还能生儿育女。所以生育期的妇女若发现葡萄胎排出后出血或流产，生产后有不规则阴道出血，都应警惕恶性滋养细胞肿瘤，须及时到医院做有关检查，如 HCG 测定、B 超检查、CT 检查、MRI 检查、X 线检查、流式细胞术（FCM）检查。

81 肾癌有何特点？如何诊断

肾肿瘤种类很多，但大多数为恶性、预后不良、病理复杂，临床表现不一，其中以肾癌最为常见，约占肾肿瘤的 85% 以上，其次为肾移行细胞癌和肾母细胞瘤等（图 2-19）。

肾癌又称肾细胞癌，高发年龄为 40~45 岁，男性多于女性，起源于肾小管上皮细胞，可发生于肾

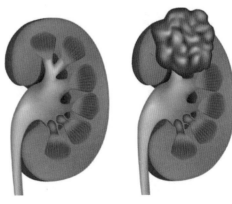

图 2-19　健康的肾（左）和长肿瘤的肾（右）

实质的任何部位，但以上、下极为多见，少数侵及全肾。左、右肾发病机会均等，双侧病变占 1%~2%。肾癌患者确诊后未经治疗多在 1 年内死亡，个别生存 2~5 年。影响预后的因素很多，早期阶段细胞分化好，能及时、合理、长期坚持中西医结合治疗者，预后较好，反之较差。

肾癌的发病原因目前不清，认为可能通过肾脏排泄的化学致癌物质诱发肾癌。另外，激素、放射线、病毒感染、吸烟、长期服用非那西丁类药物、长期暴露含铅物质及某些慢性肾脏疾病，可能与肾癌的发生有关。

肾癌的临床表现多样，有时无任何症状，但肿瘤已在体内有广泛进展，甚至出现肺、骨等转移征象。血尿、腰痛和肿块在临床上常称为肾癌的三大典型症状。

血尿:是最常见的症状，常表现为间歇性无痛性血尿。

腰痛:常表现为持续性钝痛，但肿瘤已进入神经或腰椎，可造成严重疼痛。血尿在输尿管内凝固成索条状血块，随尿排出可引起腰部疼痛。

肿块:肾癌患者腰部或上腹部可触及肿块者约为 10%，在初期肾脏形成的肿瘤难以触之，只有长到直径 3~5 厘米时才有可能在触诊时摸到。肿块往往硬、表面高低不平或结节状。在消瘦患者或肿瘤位于肾下极时，体检可触到肿块。若周围固定，表示肾周围有浸润，预后不佳。以上 3 种情况同时出现的机会不多，占 10%~15%，若同时出现则是晚期标志。

由于肾癌是一种高度恶性肿瘤，不少患者求诊时，有明显的消瘦、贫血、低热、食欲缺乏等恶病质。少数患者可伴有左侧精索曲张。当下腔静脉受侵时可伴有下肢水肿。若有肺和骨骼转移，可出现相应的症状。部分肾癌患者还可伴有内分泌紊乱的症状，这是因为肾癌能分泌多种内分泌激素，从而引起一系列的相应症状。

对于年龄在 50 岁以上，并有三大症状之一，且有不明原因发热者，应引起高度警惕，及时进行相关检查，尽早确诊或排除肾癌。常用的检查包括:尿常规、尿路平片、肾动脉及肾盂造影、B 超检查、CT 检查、MRI 检查、放射性核素检查等。

82 出现血尿是否意味着患膀胱癌

一提及血尿，人们的心中不免会"咯噔"一下，担心自己是不是患了膀胱癌。对肿瘤始终保有一份警觉是对的，但也不宜过分"草木皆兵"（图2-20）。临床上膀胱癌最常见的症状是血尿，其特征是无痛性、间歇性肉眼血尿。但是血尿并非是膀胱癌的"独家"信号。肉眼可见的血尿除癌症以外，还可以是其他原因引起。例如，膀胱结石、膀胱炎症、肾或输尿管结石、肾小球肾炎、血小板减少症等。前列腺肥大的老年男性，用力排尿时也可以使前列腺的小静脉破裂引起血尿。

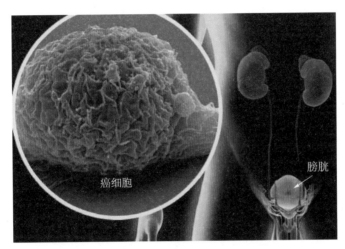

癌细胞

膀胱

图 2-20 膀胱癌

在出现血尿后应该及时去医院进行相关的检查，通过尿常规和 B 超这两项最简单的检查基本可以知道是什么原因引起的血尿。

83 膀胱癌有何特点？如何诊断

膀胱癌是泌尿系统恶性肿瘤中最常见的一种，占全身恶性肿瘤的 3%，发病年龄以 50~70 岁最为多见，男女之比约 4:1。膀胱癌的病因至今尚未完全明了。近年来研究发现，乙萘胺、联苯氨及品红等化学物质是其重要的致癌物。长期从事染料、橡胶、煤气、电缆、塑料和制革职业的人员易发生膀胱癌。此外，吸烟、寄生虫或病毒感染，体内色氨酸代谢异常及膀胱的慢性病变等也与膀胱癌的发生有关。

在膀胱肿瘤中膀胱癌占绝大多数，其中86%以上来源于移行上皮细胞，而未分化癌、鳞癌及腺癌等少见。除了移行上皮细胞癌外，其他恶性肿瘤类型也各自有其特点：①膀胱鳞癌具有高度恶性、浸润广和转移早的特点，不易治愈；②腺癌很少见，常发生在输尿管的残余处；③横纹肌肉瘤和平滑肌肉瘤很少见，常见于男性儿童和青年中，表现为浸润广泛、转移早，常为致命的病变；④原发性恶性淋巴瘤、神经纤维瘤、血管瘤、嗜铬细胞瘤均极少见，其中嗜铬细胞瘤常可伴有高血压。

大多数膀胱癌以无痛性肉眼血尿或镜下血尿为首发症状。前者用肉眼就能看见尿呈鲜红色、茶色或洗肉水样；后者用肉眼看不出来，只有在显微镜下才能发现尿中有红细胞。膀胱癌患者多表现为间歇性血尿，有时可伴有血块，然而出血量和血尿持续时间的长短与肿瘤的恶性程度、肿瘤大小范围和数目有一定的关系。有时发生肉眼血尿时肿瘤已经很大或已属晚期，有时很小的肿瘤也可以出现大量的血尿。由于血尿呈间歇性表现，当血尿停止时易被患者忽视，误以为疾病消失而不及时做进一步检查。当患者只表现为镜下血尿时因为不伴有其他症状而不易被发现，直到出现肉眼血尿时才会引起重视。若膀胱癌同时伴有感染，或病灶在膀胱三角区，膀胱刺激症状可较早出现。此外，尿频、尿急等膀胱刺激症状，可能是膀胱原位癌。因此，凡是缺乏感染依据的膀胱刺激征患者，应采取积极、全面的检查措施，以确保早期做出正确诊断。

部分患者因肿瘤较大或发生在膀胱颈部或血块形成可造成尿路堵塞、排尿困难或出现尿滞留。晚期膀胱癌患者还可以出现食欲缺乏、恶心、全身乏力、发热、小腹及会阴肛门部下坠痛。有的患者可出现腰部酸痛。早期患者多无阳性体征，晚期可出现消瘦、贫血。男性患者通过直肠指诊，女性患者通过阴道内诊可触及膀胱肿块。可因癌瘤转移压迫髂部血管引起下肢水肿。个别患者下腹部可触及质硬肿块并有压痛，当肿瘤浸润到下尿道、前列腺及直肠时可出现相应的症状。当肿瘤位于一侧输尿管管口，引起输尿管管口浸润，可造成输尿管扩张、肾积水。

凡 40 岁以上出现无痛性血尿均需考虑膀胱癌的可能。由于血尿是泌尿系统多种疾病共有的症状，因此还必须做进一步的检查。原则上先采用无痛苦、简单和无创的检查，然后才用创伤性的检查。在治疗前应尽可能得到病理确诊，诊断时可采用以下方法：①尿液常规检查；②尿液脱落细胞学检查；③ B 超检查；④尿路平片及膀胱和静脉肾盂造影；⑤ CT 检查；⑥膀胱镜检查和肿瘤组织活检；⑦免疫酶学测定；⑧尿流式细胞术。

84 前列腺癌有何特点？如何诊断

前列腺癌是男性生殖系统常见的恶性肿瘤，我国的发病率较欧美国家为低，但近 20 年有上升趋势。前列腺癌的发病与年龄成正比。据国外统计，50 岁以下人群很少发生，50~60 岁人群发病占前列腺癌的 1/3，70 岁以上人群约占 1/2，80 岁以上人群约占 3/4。

前列腺癌的病因目前尚不完全清楚，大量临床资料提示与性激素有关，可能是体内的雌激素和雄激素的比例失调，特别是雄激素的变化。有研究发现，在性生活较频繁的人群中，前列腺癌的发病率较高；而在睾丸切除后的患者中很少发生。在肝硬化的患者中，肝脏对雌激素的灭活能力下降，雌激素的水平升高，因此前列腺癌的发病率不高。此外，还有资料表明，环境污染、淋球菌感染、前列腺增生、过量饮用咖啡和酒类等也与前列腺癌的发生有关。

前列腺癌多发生于后叶，但两侧叶亦偶有发病。前列腺癌中主要是腺癌，约占 97%，而鳞癌则少见。前列腺癌在早期阶段可完全没有症状，当肿瘤发展长大时才出现症状，此时有尿频、尿急、尿流缓慢、排尿困难，甚至发生尿潴留症状。少数患者可出现血尿或转移症状。当压迫或侵犯周围淋巴结或血管时，则可能出现下肢水肿。有骨转移者，则可发生腰背痛、下肢瘫痪等。

前列腺直肠指诊是诊断前列腺癌的有效方法。由于此癌多发生于前列腺后叶及两侧叶边缘，病变部质地坚硬，因此直肠指诊能触到结节。前列腺癌的指诊检查表现为腺体增大、结节坚硬、高低不平，中央沟消失，腺体固定，有时侵及肠壁。如对45岁以上的男性做直肠指诊普查，可早期发现前列腺癌并可提高治愈率。若在前列腺上发现结节，不论其分布部位如何、突出于腺体与否及是否形态规则都应想到此病的可能性。

前列腺癌恶性程度较高，早期即可明显局部浸润及淋巴转移。肿瘤常侵犯精囊及两侧盆壁，很少侵犯直肠，沿淋巴道转移至附近盆腔淋巴结，继而转移至髂内、髂总腹主动脉旁、纵隔淋巴结及锁骨上淋巴结。前列腺癌还可经血道转移至骨骼，最常见的是骨盆、腰椎及肋骨。还可以由血道转移至肺、肝、肾、脑等器官。

前列腺癌如能早发现、早诊断，则可取得较好的疗效。临床常用的检查有：①超声检查；②X线及造影检查；③放射性核素扫描；④CT检查；⑤MRI检查；⑥前列腺液细胞学检查；⑦酸性磷酸酶（PAP）测定；⑧前列腺抗原（PSA）测定；⑨精浆蛋白（R-SM）测定；⑩前列腺穿刺活检。

85 睾丸肿瘤有何特点？如何诊断

睾丸肿瘤占男性生殖系统肿瘤的3%~9%，其中绝大多数是恶性肿瘤，占男性恶性肿瘤的1%左右。15~35岁年龄段是睾丸肿瘤好发年龄。虽然婴幼儿及老人亦可发生但较少见。

睾丸肿瘤的病因目前尚不明了。资料表明可能与睾丸创伤、内分泌紊乱、遗传及感染等因素有关。研究表明，与睾丸肿瘤发生关系密切的原因是睾丸下降不全（隐睾）。这可能与温度升高血供障碍、性腺发育不全、睾丸生殖细胞异常等因素有关。

睾丸肿瘤包括生殖细胞肿瘤和非生殖细胞肿瘤两大类，其中生殖细胞肿瘤占 95% 以上。它包括精原细胞瘤、胚胎癌、畸胎瘤和绒毛膜癌 4 种基本组织类型。精原细胞瘤约占睾丸肿瘤的 60%，发病高峰在 30~50 岁，儿童罕见，发病缓慢，预后较好。胚胎癌约占睾丸肿瘤的 20%，好发于 30 岁以下，恶性程度较高，预后较精原细胞瘤差。畸胎瘤约占睾丸肿瘤的 10%，可发生于任何年龄，但多见于 40 岁以下，原发瘤体积较大，常与其他类型合并存在。绒毛膜癌约占睾丸肿瘤的 1%，早期即可血道播散，预后差。

睾丸肿瘤的早期症状不明显，典型的临床表现为逐渐增大的无痛性肿块，扪之有时仍保持原发的形状，表面光滑；有时呈不规则形状，表面光滑或凹凸不平。肿块质地坚硬，约半数患者常觉睾丸沉重，有时觉阴囊或下腹部、腹股沟牵拉感在跳跃或跑步时明显。站立过久与劳累后可有局部症状加重伴下坠感，或轻度疼痛，但遇到碰击或挤压时，可使疼痛加剧。部分患者有类似急性睾丸炎或附睾炎症状。抗感染治疗后炎症消退，肿块仍不消，此时应警惕睾丸肿瘤的可能。极少数睾丸恶性肿瘤患者的最初症状常为肿瘤转移所致，如腹腔内转移淋巴结融合成团块压迫邻近组织和腹腔神经丛，引起腹部和后腰背部疼痛，亦可伴有胃肠道梗阻的症状。或因肺转移出现咳嗽、气急、血痰。若系隐睾患者，当异位睾丸发生肿瘤时，常于盆腔内或腹股沟区出现逐渐增大的肿块，体检时发现同侧睾丸缺如。睾丸肿瘤偶可引起内分泌失调的症状，部分患者可表现为男性乳房肥大、性早熟和女性化。

睾丸肿瘤早期诊断甚为重要，凡青年男性阴囊或腹股沟内有肿块，应怀疑睾丸肿瘤的可能。阴囊检查及透光试验呈阴性，无波动感，除检查阴囊外，还应做如下辅助性检查：①胸部与骨骼 X 线检查；②B 超检查；③CT 检查；④放射性核素扫描；⑤肾盂造影；⑥组织活检；⑦相关实验室检查（如 CEA、PAS）等。

86 不应忽视的阴茎癌风险

阴茎癌是一种发生在阴茎的恶性肿瘤，主要临床表现为包皮或阴茎头有单个或多个小硬结，呈红斑、脓疮和丘疹状突起；随着肿瘤的生长形成典型的菜花状肿物，伴有感染可出现破溃、脓血性分泌物、恶臭，也可表现为难治性溃疡。患者常易将本病误认为性病（如尖锐湿疣等），而羞于就诊。或因包茎包皮过长，患处不易被发现，往往病史较长。

研究发现，阴茎癌可以发生在任何年龄。目前，阴茎癌发生的原因不很清楚，但它与包茎的关系比较密切。包皮垢和慢性炎症刺激是包茎患者患阴茎癌的主要原因。研究显示包茎患者行包皮环切手术，可以预防和降低患阴茎癌的风险。在日常生活中，包茎不仅会增加阴茎癌的风险，也会影响性生活的质量及生育等。一般来说，下面几种情况的包皮应该手术：①阴茎在疲软的状态下包皮不能上翻，阴茎头不能完全外露；②阴茎头在阴茎疲软的状态下可以上翻，但阴茎勃起时不能上翻，或者上翻时过紧出现包皮口疼痛；③包皮过长，经常出现龟头感染或性生活后导致女方感染。要说明的是对常见的包皮过长，非以上3种情况，只要注意个人卫生，及时清洗，一般不需要手术。

87 什么是白血病

白血病是一种造血系统的肿瘤，表现为正常血细胞生成减少，周围血细胞发生质和量的变化。白细胞及其幼稚细胞（即白血病细胞）在骨髓或其他造血组织中进行性、失控性异常增生，浸润并损害各种组织，产生不同症状，根据白血病的病程及细胞形态学可将白血病分为以下几种类型。

（1）急性白血病：病情发展迅速，骨髓及周围血中主要是异常原始和幼稚细胞。急性白血病又可分为：①急性淋巴细胞白血病（简称急淋）；②急性非淋巴细胞白血病（简称急非淋），包括急性粒细胞白血病（简称急粒）和急性单核细胞白血病（简称急单）。

（2）慢性白血病:病程较长，骨髓及血中主要是较成熟的异常细胞，其次是幼稚细胞。慢性白血病主要包括:慢性粒细胞白血病（简称慢粒）、慢性淋巴细胞白血病（简称慢淋）、多毛细胞白血病和幼淋巴细胞白血病。

（3）特殊类型白血病:如低增生性白血病、绿色瘤或粒细胞肉瘤、嗜酸性粒细胞白血病和幼淋巴细胞白血病。

白血病是一种常见的恶性肿瘤，我国已将其列入重点防治的十大恶性肿瘤之一。白血病占恶性肿瘤总发病数的 5% 左右，发病以儿童和青年为多。在我国各年龄组恶性肿瘤的病死率中占第 6 位（男）和第 8 位（女），在儿童及 35 岁以下的人群中则占第 1 位。观察白血病发病年龄曲线，发现在 5 岁以下及 15~20 岁有两个小高峰，在 40 岁以后随年龄增长发病率逐渐升高，高峰发病年龄在 60 岁以后。但各型白血病发病年龄不尽相同，调查发现白血病的发病率城市高于农村，油田和污染地区的发病率明显增高，男性略高于女性。急性白血病发病多于慢性白血病，各型白血病的发病率以急性非淋巴细胞白血病最高，其次为急性淋巴细胞白血病、慢性粒细胞白血病、慢性淋巴细胞白血病，特殊类型白血病最低。

人类白血病的确切病因至今未明，有关研究表明，病毒可能是主要的因素。此外，尚有遗传因素、放射及化学毒物和药物等因素。20 世纪 40 年代以前白血病被称为"不治之症"。诊断后除了输血等支持疗法外，一般无其他特殊治疗。70 年代后在综合支持疗法的基础上，采用联合化疗、免疫治疗、细胞生长因子及造血干细胞移植、中医中药治疗等有计划的科学综合疗法使患者生存期，特别是无症状生存期延长，相当一部分患者长期存活甚至治愈。如儿童急性淋巴细胞白血病缓解率可达 90% 以上，5 年生存率超过 50%，其中约 40% 以上已得到治愈。其他类型白血病的缓解率达到 60% 以上，3 年以上生存率达 20% 以上。部分病例缓解期进行造血干细胞移植治疗，更给白血病的根治提供了希望。在此特别要提到的是 20 世纪 80 年代王振义院士开创了肿瘤的诱导分化疗法，首创用国产全反式维甲酸治疗早幼粒细胞性白血病，使这种凶险、高病死率的急性白血病缓解率达到95%，5年生存率上升到目前的92%，树立了基础研究与临床结合的成功典范。现代医学技术的进一步发展与中西医结合综合治疗的应用，一定会给白血病患者带来更大的福音。

88 急性白血病有何特点？如何诊断

急性白血病起病有两种情况。急骤性起病者往往以高热、进行性贫血、明显出血或全身酸痛为首发症状；而慢性起病者，则常以较长时间的乏力、食欲缺乏、劳动后气急等症状开始，但是一旦症状明显，病情常急转直下，症状与起病急骤的病例类似。起病急者多见于急性淋巴细胞白血病，急性淋巴细胞白血病罕有白血病前期表现。缓慢起病者多见于急性非淋巴细胞白血病。多种类型的急性白血病常有共同的临床表现：因正常血细胞减少导致贫血、出血、继发性感染和发热；因白血病广泛浸润各组织脏器，导致肝、脾、淋巴结大及其他器官功能障碍。

（1）贫血：急性白血病患者贫血的症状常出现较早且严重，呈进行性发展，并伴有头晕、心悸、乏力、气短。确诊时约60%以上患者的血红蛋白低于60克／升。

（2）出血：多表现为牙龈、鼻腔、口腔黏膜出血，呕血，便血，皮肤、黏膜淤血、淤斑或紫癜，女性月经增多或经期延长等。血小板减少是急性白血病出血的主要原因，白血病细胞的浸润、化疗药物的刺激和感染毒素的破坏均可损伤血管内皮细胞，导致广泛局部出血。

（3）感染和发热：成人急性白血病以发热为早期表现者约占52%，发热常伴感染，表现为口腔炎、齿龈炎、咽炎，严重者可发生溃疡，甚至坏死。肛周炎或肛旁脓肿及肺部感染也很常见。严重感染者可导致败血症和菌血症，有时出现高热而未发现感染灶，但急性白血病发热常提示有感染。

（4）淋巴结和肝、脾大：淋巴结肿大，常见于颈、颌下、腋窝、腹股沟等处，一般质地柔软或中等硬度，多无粘连，无痛或偶有疼痛。淋巴结肿大以急性淋巴细胞白血病发生率最高，急性非淋巴细胞白血病较少见，但大儿童可达 60%。急性白血病常有轻度到中度的肝大，脾大也常见。巨脾主要见于慢性粒细胞白血病急性变、多毛细胞白血病及幼淋巴细胞白血病等，急性淋巴细胞白血病出现巨脾症者罕见。

（5）骨和关节表现：骨痛以急性淋巴细胞白血病多见，慢性粒细胞白血病急性变常有明显骨痛，剧烈者可有持续性炸裂感，胸骨下端压痛也很常见。骨痛原因系髓腔内白血病细胞异常增生致压力增高，骨膜下浸润，骨髓网硬蛋白变性，骨梗死及罕见的溶骨性粒细胞肉瘤。小儿可见关节肿大或疼痛。

（6）口腔表现：急性白血病的口腔表现可有浸润、感染和出血，可见巨舌和齿龈增生。黏膜溃疡也较常见，后项部淋巴组织、扁桃体及唾液腺均可因浸润或炎症而肿大，有时可见继发性口干燥症。

（7）肺部表现：急性白血病的肺部表现可由感染、浸润及白细胞淤滞等引起，常见咳嗽、咳痰、气急、胸痛、呼吸窘迫等。

（8）心脏表现：心肌和心包的浸润也较常见，表现为心肌炎、心律失常、心衰，偶有心包炎的表现。

（9）胃肠道表现：白血病本身可导致胃肠出血、腹泻、黏膜炎和肠梗阻等。腹痛可因白血病浸润、炎症、肠梗阻及肝、脾大引起。

（10）神经系统表现：少数患者可有疼痛、恶心、呕吐、抽搐、昏迷、瘫痪等症状。

另外，部分患者还可以表现出泌尿生殖系统及内分泌系统的一些症状。由于急性白血病发病较急，病程较短，所以当患者出现以上症状时应及时到医院就诊，目前血常规、骨髓象和实验室检查仍为诊断急性白血病的主要依据。急性白血病时白细胞计数显著增高，周围血液有大量白血病细胞，一般血涂片检查即可明确诊断，但对白细胞不增多型白血病则必须借助骨髓检查才能确诊。

89 慢性白血病有何特点？如何诊断

慢性白血病以慢性粒细胞白血病和慢性淋巴细胞白血病最为常见。慢性粒细胞白血病的发病率在各种年龄组都是男性高于女性，并随年龄增长逐渐升高，25 岁以前发病率甚低，50~59 岁达到高峰。慢性淋巴细胞白血病在 30 岁以前罕见，发病率在 50 岁后明显升高，且男性多于女性。

（1）慢性粒细胞白血病：是一种起源于多能干细胞的肿瘤性增生疾病，其主要特点是粒细胞计数显著增多，脾脏明显增大。绝大多数患者具有相对特异的 Ph 染色体，病程较缓慢，大多以急性变而死亡。

该病各年龄段均可发生，但以中年最为常见，早期多无症状，偶尔因发现粒细胞增多或增大而确诊。患者除有低热、消瘦及乏力症状外，可因脾大压迫胃肠引起食欲缺乏、左上腹坠痛等消化道症状。晚期病例几乎都有脾大，甚至可占满腹而入盆腔，质地坚硬，表面光滑。脾栓塞或脾周围炎并发症较其他白血病为多见。约 40% 的患者有肝大，约 75% 的患者有胸骨压痛，但淋巴结肿大及皮肤、眼眶及骨组织浸润很少见，除非患者有畸变倾向。当外周血白细胞计数大于 $60 \times 10^9/L$ 时可见视网膜静脉扩张、增粗或出血，伴渗出物及结节等。当外周血白细胞计数大于 $200 \times 10^9/L$ 时可发生白细胞淤滞症，导致中枢神经系统出血、阴茎异常勃起，甚至骨髓坏死。

慢性粒细胞白血病的自然病程可分为慢性期和加速期。大多数患者在慢性期即可得到确诊，经过一段慢性期后病情开始进入加速期。急变期是指慢性粒细胞白血病转变为急性白血病的过程，系大多数慢性粒细胞白血病的终末期表现，可发生在慢性期的任何阶段，临床表现与其他急性白血病相似。

（2）慢性淋巴细胞白血病：引起慢性淋巴细胞白血病的是一群无免疫活性的淋巴细胞。其存活期长、增殖缓慢，逐步积累而浸润骨髓、血液、淋巴结和各种器官，最终导致造血功能衰竭。根据细胞类型不同可分为T细胞和B细胞两种类型。本病多见于老年，有先天性或获得性免疫缺陷者易患此病，典型的慢性淋巴细胞白血病的临床表现为全身淋巴结肿大，一般质软、互补粘连，脾大，乏力、体重减轻、腹胀、食欲缺乏为常见症状。部分患者可有骨骼疼痛，多表现为钝痛、腹胀、食欲缺乏为常见症状。有时因血常规检查发现淋巴细胞增多而就诊。当发现有慢性白血病的征兆时应立即到医院就诊，并检查血常规及骨髓象，进行排除或确诊。

90 恶性淋巴瘤有何特点？如何诊断

恶性淋巴瘤是一种起源于淋巴造血组织的实体瘤，根据其病理特性可分为霍奇金病（HD）和非霍奇金淋巴瘤（NHL）两种。其临床特征为无痛性、进行性淋巴组织增生，尤以浅表淋巴结为显著，常伴有脾大，晚期有贫血、发热和恶病质等。我国恶性淋巴瘤虽相对少见，但近年来新发病例逐年上升，其发病率和病死率占所有恶性肿瘤的第11~13位。该病可发生于任何年龄，但以青壮年患者居多，男性多于女性，城市高于农村。本病不经治疗的自然生存期为6~18个月，也有达到数年之久的病例。若治疗得当Ⅰ、Ⅱ或Ⅲ期患者的5年生存率平均可达80%，HD比NHL预后好。

恶性淋巴瘤的病因目前尚未完全明了，一般认为其发病与病毒或细菌感染、免疫缺陷、某些自身免疫性疾病、电离辐射、遗传因素等有关。

由于淋巴瘤细胞侵犯部位及范围不同，临床表现很不一致，原发部位既可在淋巴结内，也可在淋巴结外的淋巴组织，但总的来说有以下3方面的表现。

（1）局部表现

1）淋巴结肿大：包括浅表和深部淋巴结肿大，其特点是肿大的淋巴结质硬，呈进行性、无痛性，多不可推动，早期彼此不粘连，晚期则可融合，抗感染、抗结核治疗无效。浅表淋巴结以颈部为多，其次为腋下及腹股沟，深部以纵隔、腹主动脉旁为多见。

2）淋巴结肿大引起的压迫症状：主要是指深部淋巴结，如肿大的纵隔淋巴结，压迫食管可引起吞咽困难，压迫上腔静脉引起上腔静脉综合征，压迫气管导致咳嗽、胸闷、呼吸困难及发绀等。

（2）全身症状

1）发热：热型多不规则，多在 38~39℃，部分患者可呈持续高热，也可间歇低热，少数有周期热。

2）消瘦：多数患者有体重减轻的表现，半年内减轻原体重 10% 以上。

3）盗汗：夜间或入睡后出汗。

（3）结外病变：淋巴瘤可侵犯全身各组织器官，如肝、脾浸润，引起肝、脾大；胃肠道浸润，引起腹痛、腹胀、肠梗阻和出血；肺和胸膜浸润引起咳嗽、胸腔积液；骨骼浸润引起骨痛、病理性骨折；皮肤浸润引起皮肤瘙痒；皮下结节、扁桃体和口、鼻、咽部浸润引起吞咽困难、鼻塞、鼻出血；神经系统浸润引起脊柱压迫、颅神经病变等。患者一旦出现上述症状和体征，就应到医院进行检查，以明确是否患了淋巴瘤。

恶性淋巴瘤的诊断包括两个方面。一是确定淋巴瘤的类型，即确定诊断；二是确定病变累及的部位及范围，临床分析诊断恶性淋巴瘤最关键的检查是取肿大的淋巴结或肿瘤组织进行病理形态学检查。该检查可确定是不是恶性淋巴瘤，其次须确定是 HD，还是 NHL。确立诊断后应进一步根据临床资料及各项检查结果明确病变累及部位和范围，及估计临床分期，便于指导治疗和判断预后。其他检查应包括血及尿常规、肝及肾功能、血液生化检查、骨髓穿刺及活检、X 线检查、B 超、CT、MRI、下肢淋巴造影等检查。临床分期分型多采用 1989 年在英国修订的 ANN Arbor-Cotswlods 标准（表 2-5）。

表 2-5　ANN Arbor-Cotswlods 标准

分期	侵犯范围
Ⅰ	病变累及 1 个淋巴结区（Ⅰ）或 1 个淋巴组织（如脾、胸腺、咽淋巴环）或一个淋巴结外部位（IE）
Ⅱ	病变累及膈肌一侧的 2 个或更多的淋巴结区（Ⅱ）（如纵隔是一个部位，肺门淋巴结如果双侧受侵是 2 个部位），累及的解剖部位数目应探明（如Ⅱ2）
Ⅲ	病变累及膈肌两侧的淋巴结区（Ⅲ）
	Ⅲ1 有或无脾门、腹腔或门静脉淋巴结受侵
	Ⅲ2 有主动脉旁、髂部、肠系膜淋巴结受侵
Ⅳ	侵犯淋巴结（S）以外的部位
	A：无症状
	B：无其他原因可解释的发热、盗汗、体重减轻（6 个月内减轻 10% 以上）
	X：巨块病变 >纵隔的 1/3 >淋巴结肿块，直径超过 10 厘米
	CS：临床分期
	PS：病理分期
	E：局限性孤立的结外病变，不包括肝和骨髓，只有 1 个部位的病变（IE），侵犯邻近的淋巴结（ⅡE 或ⅢE）

91 骨肿瘤的发病有何特点？如何早期发现

凡发生在骨骼系统各种组织，如骨、软骨、纤维组织、脂肪组织、造血组织、神经组织和未分化的网状内皮组织的肿瘤，统称为骨肿瘤。骨肿瘤分为原发性和继发性两种，由骨组织本身长出者为原发性，由其他器官组织的恶性肿瘤转移到骨组织者为继发性。原发性骨肿瘤有一半属良性肿瘤，而继发性骨肿瘤绝大多数属于恶性肿瘤。原发性骨肿瘤的发病年龄一般较低，多发生于骨骼生长旺盛的青少年，男性高发年龄为 15~24 岁，女性为 5~14 岁，且男性多于女性。这可能与不同性别患者骨的生长与内分泌发育的早晚及时间长短有关。而继发性骨肿瘤多发生于老年人。骨肿瘤的种类很多，不同的肿瘤的好发部位也不尽相同。如骨瘤和骨血管瘤多发生于颅骨和颌骨，骨样骨瘤和成骨细胞瘤多见于胫骨，软骨瘤多见于手骨。一般原发恶性骨肿瘤好发于四肢的长骨，如骨肉瘤、尤文肉瘤都好发于膝关节的上下，即股骨的下端或胫骨的上端；脊索瘤多发生于骶骨；骨髓瘤多发生在颅骨和脊柱。继发性骨肿瘤多见于骨盆、脊柱和股骨等。在许多脏器恶性肿瘤的远处转移中，骨转移占第1位。在女性骨转移中70%来自乳腺癌，其余30%来自肾癌、甲状腺癌及其他肿瘤。男性骨转移中，前列腺癌及肺癌占80%，骨恶性肿瘤总的预后不佳，诊断后不经治疗自然生存期为数月至1年。

骨肿瘤的病因至今不明，有学者认为它与骨损伤、慢性感染、放射性刺激、遗传及骨发育过程方向转位等因素有关。

骨关节疼痛、骨性肿块和运动障碍被认为是骨肿瘤，尤其是恶性骨肿瘤的三大主要症状，但许多骨肿瘤早期并没有典型的临床症状，因而早期发现有一定的困难。为了做到早期发现骨肿瘤应特别注意以下情况，并做进一步的检查。

1）青少年突然出现不明原因的膝关节周围痛且有进行性加重。

2）青少年出现发热、肢痛、肿胀、白细胞计数增多等急性骨髓炎，要排除尤文肉瘤和骨肉瘤的可能。

3）多发性软骨瘤和长管状的单发性软骨瘤，都容易癌变成软骨肉瘤，有上述病变时要定期检查，以防恶变。

4）老年人出现不明原因的肢痛、腰背痛且有进行性加重倾向时要警惕转移性骨肿瘤的可能。

5）凡四肢软组织中出现肿胀、局部肿块、疼痛并在腱膜、筋膜及关节邻近处有压痛时，应首先考虑滑膜肉瘤的可能，不要轻易以关节炎、囊肿、纤维瘤等良性疾病来解释。

对有以上情况及高度怀疑恶性骨肿瘤者，应进一步进行X线检查、放射性同位素骨扫描、CT、MRI、穿刺或切开病理活检，以明确诊断。

92 如何鉴别良性与恶性骨肿瘤

根据发展情况、病理变化、预后的不同，可将骨肿瘤分为良性和恶性两大类。良性骨肿瘤发展缓慢，容易治疗，预后良好；恶性骨肿瘤发展迅速，如不及时治疗，预后较差。对良性与恶性骨肿瘤的鉴别应结合临床表现、放射学检查、病理检查 3 方面，必要时可做其他辅助检查，综合分析才能做出正确诊断。其主要鉴别点见表 2-6。

表 2-6　良性与恶性骨肿瘤的鉴别要点

鉴别要点		良　性	恶　性
组织来源	骨基本组织	骨瘤	骨肉瘤
		骨旁骨瘤	骨旁骨肉瘤
		骨样骨瘤	
		良性肾母细胞瘤	
		软骨瘤	软骨肉瘤
		良性软骨母细胞瘤	
		纤维瘤	纤维肉瘤
		骨巨细胞瘤 I 、II 级	骨巨细胞瘤 III 级
	骨附属组织	血管瘤	血管内皮肉瘤
		脂肪瘤	脂肪肉瘤
		神经鞘瘤	未分化网状细胞肉瘤
		神经纤维瘤	骨原发性网状细胞肉瘤
			多发性骨髓瘤
	其他组织		骨索瘤
			长骨釉质瘤
症状	发病情况	先有肿块	先有疼痛
	生长速度	生长缓慢	迅速
	疼痛程度	无或轻度	中度或剧烈、夜间较重
	其他	无	发热、消瘦，晚期出现恶病质

续表

鉴别要点		良 性	恶 性
局部体征	肿块边界	清楚	不清，周围组织有浸润
	肿块表面	多无改变	有热、红、静脉充盈
	压痛	无或轻微	有明显压痛
	听诊	一般无杂音	血液循环丰富部位可有杂音
	转移	无	晚期可有
X线检查	生长方式	膨胀性生长	浸润性生长
	肿瘤边界	清楚	不清楚
	骨松质		溶骨性不规则破坏、骨质增生，可有硬化区
	骨密度	完整或变薄	破坏或虫蚀样缺损、皮质消失
	骨膜反应	无	有，呈放射状、三角形、葱皮样
	软组织影	无	明显，肿瘤浸润阴影及骨质增生
实验室检查		无异常	贫血，白细胞计数及碱性磷酸酶可增高，红细胞沉降率可增快
细胞形态学检查		细胞分化近乎正常	异型性明显，大小不一，排列紊乱，核大深染，且有核分裂

(93) 脑肿瘤有何特点？如何诊断

发生在头颅内的肿瘤称为脑肿瘤。脑肿瘤分为良性与恶性两种，发病约各占 50%。根据肿瘤的来源可分为原发性和继发性两大类。原发性脑肿瘤中神经胶质瘤最为常见，约占 40% 以上；继发性脑肿瘤多由鼻咽部、肺部、乳房、肝、肾等原发癌转移而来。脑肿瘤可发生于任何年龄，10 岁左右及 30~40 岁为两个发病高峰，性别差异不大。成人脑肿瘤中约 70% 发生在大脑半球、侧脑室和脑垂体等，小儿则 78% 发生在小脑和脑干等。脑肿瘤发生的部位不同，其症状和体征也有区别。由于颅骨没有弹性，颅内肿瘤生长和扩展引起的占位，必然会挤压邻近的正常组织，扰乱其功能而产生相应的症状。因此无论是良性还是恶性、原发性还是继发性脑肿瘤，若不及时处理都会严重威胁生命。

脑肿瘤依其表现出的症状在临床上可分为5个时期：无症状、仅有局部症状、颅内压增高、意识障碍及昏睡症状。在这5个时期内无症状期和仅有局部症状期都很容易忽略，只有出现颅内压增高时才很容易想到脑肿瘤的存在。脑肿瘤常有以下表现。

（1）颅内压增高症状：颅内压增高可出现3个主要症状。①头痛：是脑肿瘤最常见的症状，早期常见间歇性发作，进一步发展成持久性进行性头痛，性质为搏动性钝痛、胀痛或压迫痛、裂开样痛。头痛部位多在前额部、双颞部或后枕部，疼痛的部位与肿瘤的位置并不一致。②呕吐：多因迷走神经受刺激，加上占位性病变是颅内压增高而引起，呕吐常在早晨发生，或在头痛剧烈时；呕吐呈喷射状，无恶心感，与饮食无关。③视觉障碍：因颅内压增高引起视盘水肿所致，用检眼镜可查出是视盘水肿，患者可表现为视力下降、视物模糊，可有复视、偏盲或失明。

（2）精神症状：患者记忆力明显减退，自己和家人发现经常丢三落四或反应迟钝、思维能力、理解能力、定向能力下降，严重者出现痴呆、嗜睡甚至昏迷。

（3）抽搐和癫痫：多因慢性生长的脑肿瘤引起，患者可以出现突然昏倒，口、眼、面、四肢抽动，口吐白沫，小便失禁，数分钟后可逐渐清醒，部分患者可表现为一侧肢体或一侧上下肢体抽动。

（4）其他表现：患者常可出现头晕、走路不稳、耳鸣、听力下降、面部麻木、失语、肢体麻痹、偏瘫及内分泌失调等症状。

当患者自我发现有上述症状时，应立即到医院找颅脑外科或神经科医生检查。神经系统检查包括：颅神经、运动功能、感觉功能检查，正常反射和病理反射检查等，同时可选择性进行 CT 检查、MRI 检查等争取早诊断、早治疗。

94 痣会恶变吗？恶变时有何征兆

痣是指人体皮肤组织中黑色素细胞活动旺盛而引成黑痣或斑痣，多数位于真皮内，属良性肿瘤。

痣在某些因素的反复作用下可发生恶变，成为恶性黑色素瘤，如有下列改变应怀疑为癌变：①痣体迅速增大；②色素突然加深，周围出现小瘤或黑色素环或伪足；③黑痣发生感染、溃疡、疼痛、出血或痣上毛发脱落或黑痣虽无明显变化，但所属淋巴结肿大；④痣的表面或四周有湿疹样改变伴有刺痒、渗出等；⑤痣的局部出现疼痛、刺痛等异常感觉等；⑥痣的中央出现硬结或痣的四周出现小色斑、小结节等。

痣因多为良性肿瘤，一般无须处理，但若有以上异常症状疑有恶变可能的，需及早到医院做相关检查，病理活检是最方便、最可靠的诊断方法。对暴露部位的黑痣应尽量防止挤压、摩擦及化学刺激以免恶变。

95 痣、色素斑、雀斑和恶性黑色素瘤的鉴别

痣分为非细胞性斑痣和细胞性黑痣两类。非细胞性斑痣包括雀斑和色素斑，它们只是色素的沉积，在斑痣内并不能找到痣细胞，因此也不可能发生恶变。细胞性黑痣就是常说的痣，内含有痣细胞。

细胞性黑痣又分为 3 种。①皮内痣：人身上绝大多数小痣都属于这一类型，皮内痣表面平坦或突出，上面有毛发生长。皮内痣的痣细胞都在皮肤的真皮层内，处于稳

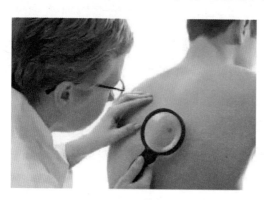

图 2-21 检查

定状态，属于良性痣，不会恶变。②交界痣：表面平坦或稍突出皮面、颜色呈淡棕、棕黑、青灰或蓝黑，好发于手掌、足底、生殖器、阴囊等部位，上面一般没有毛发生长。交界痣的特征是在表皮和真皮交界处有痣细胞活动，有恶变倾向，特别是长在足底、手掌容易受刺激部位的交界痣更应多加警惕。③混合痣：多不突出皮面，呈圆形或椭圆形、大小不等，颜色从灰黑到深黑不等。混合痣同时具备皮内痣和交界痣的特点，故也有一定的恶变倾向（图2-22）。

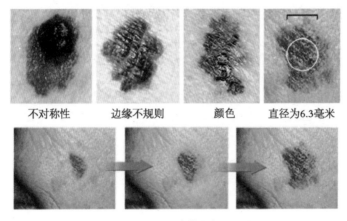

| 不对称性 | 边缘不规则 | 颜色 | 直径为6.3毫米 |

图 2-22 痣的恶变

　　临床发现部分交界痣和混合痣在某些因素的刺激下可发生恶变，成为恶性黑色素瘤。尽管交界痣和混合痣已被证实有恶变倾向，但真正发展成为恶性肿瘤者仍微乎其微。目前认为反复的摩擦、针挑等刺激，不完全的切除，光照、电烙、用药物腐蚀及自身的内分泌紊乱等因素可能是激发交界痣或混合痣恶变成黑色素瘤的诱因。

　　当黑痣恶变时，常有一些异常表现应特别引起注意：①生长速度突然加快，短期内明显增大；②颜色较前明显加深，或颜色变得不均匀；③原来有毛发生长的突然毛发脱落；④痣的局部有刺痒和疼痛感觉；⑤痣表面潮湿或结痂；⑥痣的表面有糜烂、破溃、出血和发炎；⑦痣的边缘本来是清晰的，突然向周围扩展，边缘不规则，与正常皮肤界限不清或痣的四周有红晕；⑧痣的中央出现硬结或痣的四周出现卫星样散在的微小色素斑点或结节;⑨痣的四周长出"伪足"。

若发现以上征兆或怀疑有恶变倾向时需及早到医院做有关检查,病理活检即可明确诊断。检查时一般不采用吸取和钳取活检,而是做活检手术,即将病灶周围0.5~1厘米的正常皮肤或皮下脂肪整块切除后做病理检查。如证实已有恶变,则根据其浸润深度再决定是否需行补充广泛的切除。

03

第三篇

癌症治疗

尽管我国现在对癌症的治疗已取得巨大成就，但依然存在诸多问题和误区：一是患者对癌症治疗的认识上存在误区；二是要充分利用医疗资源，避免晚期癌症的过度治疗与必要时的终止治疗；三是要更新观念，坚持个性化治疗，提高患者的生存质量。

临床上治疗癌症有多种方法如手术、放射线、抗癌药物、免疫及中医治疗等。应根据肿瘤性质、发展程度和全身状态加以选择。目前，普遍认为癌症以综合治疗效果最佳。

（1）手术治疗：手术治疗是治疗癌症最重要的手段，尤其对早、中、晚期癌症应列为首选方法。某些早期肿瘤经手术切除，患者可完全治愈，长期存活。常用的手术种类如下。

1）根治性手术：适用于早、中期癌症。手术切除范围包括癌症所在器官的大部分或全部，并连同部分周围组织或区域淋巴结的一次性整块切除。

2）姑息性手术：对较晚期的癌症，病变广泛或有远处转移而不能根治切除者，采用旷置或肿瘤部分切除的手术，以达到缓解症状的目的。

无论根治性或姑息性切除术，均应考虑手术创面对全身或肿瘤发展的影响，重视适应证选择及术前准备和术后处理。

（2）放射治疗：放射治疗（简称放疗）是指利用放射线对癌症组织细胞中的 DNA 进行破坏，促使其变化，导致其细胞或其子代失去活力，达到破裂或抑制肿瘤生长的目的。放射线对正常组织细胞有损害作用，尤其是当辐射量增大时容易损害造血器官和血管组织，引起白细胞计数减少、血小板计数减少、皮肤及黏膜改变、胃肠反应等。

（3）化学治疗：化学治疗（简称化疗）又称抗癌药物治疗，主要用于中、晚期癌症的综合治疗。临床上化疗对绒毛膜上皮癌、急性淋巴细胞白血病、恶性淋巴瘤等疗效较好；对其他恶性肿瘤，化疗可辅助手术或放疗；纤维肉瘤、脂肪肉瘤等对化疗不敏感。

（3）免疫治疗:免疫治疗能通过机体的内部防御系统、调节功能达到遏制肿瘤生长的目的。肿瘤免疫治疗的方法很多,可分为主动、被动和过继免疫,并进一步分为特异性和非特异性免疫治疗两类。

1）特异性免疫治疗:用患者的肿瘤切除标本,经麻疹疫苗化学药物或放射线等处理后制成肿瘤细胞悬液或匀浆,加完全或不完全佐剂成瘤菌,进行自体或异体主动免疫。大部分患者治疗后主观症状得到改善,部分患者生存期有不同程度的延长;少数患者瘤块缩小,转移灶消退或癌性腹腔积液消退。

2）非特异性免疫治疗:常用卡介苗、麻疹疫苗的接种（主动免疫）。可用转移因子、干扰素、胸腺素、白细胞介素Ⅱ（IL-2）、左旋咪唑等治疗。目前应用广泛,是一种有前途的治疗方法。

（4）中医药治疗:目前大多采用辨病与辨证相结合的方法,即用现代医学明确癌症的诊断,再进行中医四诊八纲辨证论治。治则以清热解毒、软坚散结、利湿逐水、活血化瘀、扶正培本等,既可攻癌,又可扶正;既可缓解症状,又可以减轻毒性作用等。配合化疗、放疗或手术治疗,可以减轻不良反应和改善全身状态。

良性肿瘤一般采用手术切除,切除时应连同包膜一起切除,并做病理检查。部分良性肿瘤可采用放疗、冷冻、激光治疗方法。恶性肿瘤根据肿瘤部位、组织来源、临床分期和病理学检查,选择相应有效合理的治疗措施。实践证明,恶性肿瘤的治疗必须采用手术、放疗、中西医药物和免疫治疗的综合措施,才能有效提高治愈率。

（一）癌症患者的外科手术治疗

01 癌症患者外科手术的适应证和禁忌证有哪些

一般来说外科手术适用于多数早期癌症，包括头颈部癌、食管癌、肺癌、纵隔肿瘤、胃癌、肝癌、胆管癌、肠癌、胰腺癌、肾癌、睾丸癌、子宫颈癌、子宫体癌、乳腺癌等。

对于那些已发生了血道转移，或出现恶病质，或严重贫血，或合并有严重的心、肺、肝、肾疾病，已不能耐受手术者，或肺部已有广泛转移者，勉强手术不但不能取得手术治疗的效果，反而影响预后。对于此类患者应当积极果断地放弃手术治疗而选择其他治疗方案。

02 哪些癌症患者不适宜进行手术治疗

临床上凡有以下情况者不适宜进行手术治疗。

1）非实体癌或全身性肿瘤的患者，如白血病、恶性淋巴瘤、骨髓瘤等。

2）有恶病质的癌症患者，且无法在短期内纠正或改善。

3）癌症患者合并有严重的心、肝、肾、肺等疾病，或有高热、严重传染病等而不能耐受手术治疗者。

4）癌症已发生全身广泛转移，手术治疗已失去价值。

5）癌症病灶切除比较困难，如鼻咽癌、食管上段癌、舌根癌等。

6）很容易发生转移的癌症，如肺部未分化小细胞癌。

7）癌细胞向四周浸润性生长、肿块边界不清、手术未切除干净者，如扁桃体癌、胰腺癌等。

⑩ 什么是微创介入治疗

　　微创介入治疗顾名思义是在微创的条件下进行的一种介入治疗，即在不开刀暴露病灶的情况下，在皮肤上做直径数毫米的微小通道，或经人体原有的管道，在影像设备（CT、MRI、B 超等）的引导下对病灶局部进行治疗的创伤轻微的治疗方法。

　　微创介入治疗是当今医学界比较受青睐的一种治疗方式，是介于外科、内科治疗之间的新兴治疗方法（图 3-1）。

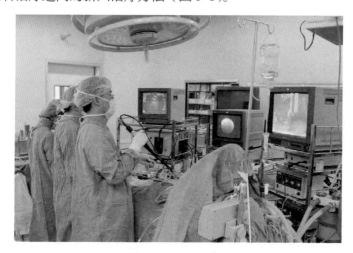

图 3-1　微创介入治疗

⑭ 微创介入治疗的目的及步骤主要有哪些

　　微创介入治疗的目的即从根源直击病灶，杀伤实体肿瘤。介入的具体步骤如下。

　　（1）导管注入超微粒药物和栓塞剂：在影像设备引导下，将导管通过动脉插入病灶血管通道，将抗癌药物和栓塞剂有机结合在一起再注入靶动脉。

（2）瘤内放射、缩小瘤体：粒子针穿刺植入创伤微小，无须开刀，通过植入的粒子产生 γ 射线，能够摧毁肿瘤细胞，达到缩小瘤体的目的。放射性粒子在肿瘤内部起作用，杀伤肿瘤细胞的同时不损伤其他细胞。

（3）持续放射，肿瘤逐渐消失：放射粒子的有效直径为 1.7 厘米，半衰期为 60 天，释放的 γ 射线能有效覆盖肿瘤及亚肿瘤区域，持续对肿瘤起放疗作用，直至肿瘤消失。

05 微创介入治疗与传统疗法有哪些区别

微创介入治疗与传统疗法的区别要点见表 3-1。

表 3-1　微创介入治疗与传统疗法的区别要点

区别要点	微创介入治疗	手　术	化　疗
安全性	安全性高	风险高	毒副反应大
损伤性	数毫米的微创口，毒副作用小，损伤性小	创伤较大，易造成全身免疫功能的下降	出现一系列毒副反应，如白细胞、血小板计数减少，皮肤干燥、脱发、食欲缺乏，甚至引起部分功能丧失
复发性	可分阶段多次消灭肿瘤，不受肿瘤细胞代谢周期限制，降低复发率	易复发	易复发
治疗时间	时间短	术后恢复时间长	单次治疗时间短，疗程长
治疗费用	费用合理	费用较高	综合费用高
治疗特点	切断肿瘤的血液供应，靶向杀死癌细胞。靶向针对性强，局部药物浓度高，不良反应大大减少。患者承受的痛苦大幅度减轻。可实时疗效评估	优势：快速减瘤是早期肿瘤首选治疗方法；弊端：不能完全消灭所有癌细胞	优势：有效控制不能切除的局部病变；弊端：全身毒副反应大，可导致全身免疫功能下降

06 肿瘤微创介入治疗有哪些优势

肿瘤微创介入治疗的特点是创伤小、简便、安全、有效、并发症少和明显缩短住院时间。具体来说有以下几方面。

（1）相对于内科治疗的优势：药物可直接作用于病变部位，不仅可以大大提高病变部位的药物浓度，还可以大大减少药物用量，减少药物的毒副作用。

（2）相对于外科治疗的优势：①无须开刀暴露病灶，一般只需要数毫米的皮肤切口就可以完成治疗，表皮损伤小，外表美观；②大部分患者只要局部麻醉而非全身麻醉，从而降低了麻醉的危险性；③损伤小、恢复快，对身体正常器官的影响小；④对于目前治疗难度大的肿瘤，介入治疗能够尽量把药物局限在病变的部位，而减少对身体和其他器官的不良反应，部分肿瘤在介入治疗后相当于外科切除。

由于以上诸多优点使微创介入治疗方法已成为一些肿瘤（如肝癌、肺癌、子宫肌瘤等）主要的治疗方法之一。

07 微创手术适合哪些病种

微创手术适用范围很广，临床上主要用于治疗良性肿瘤，尤其是对脂肪瘤、纤维瘤、乳腺囊肿、乳腺肿块等良性疾病，微创手术能够以微小的创口带给患者理想的治疗效果。

微创手术与现有的临床治疗是一脉相承的，与其他临床治疗（如化疗、物理治疗）通常不会发生冲突，不论是单独治疗还是和其他疗法一起进行综合治疗，都需临床医生根据疾病不同的程度和临床表现、体征权衡后做出合理的治疗选择。

08 恶性肿瘤的微创介入治疗都有哪些方法

目前，肿瘤微创介入治疗除做局部良性肿瘤切除外还可以在医学影像设备的引导下，将特制的导管、导丝等精密器械引入人体，对体内病灶进行诊断和局部治疗。

恶性肿瘤的微创介入治疗分为血管性介入治疗和非血管性介入治疗。

（1）血管性介入治疗：主要是针对肿瘤的供血动脉或将抗癌药物注射到肿瘤区，直接杀死肿瘤；或栓塞肿瘤的供血动脉，阻断肿瘤的营养供应，使瘤体体积缩小；或施行双介入将抗癌药物和栓塞剂有机结合在一起注入靶动脉，既阻断供血，同时将药物停留于肿瘤区，起到局部化疗，杀死肿瘤组织的作用。

（2）恶性肿瘤非血管性介入治疗：是在医学影像设备如 X 线、CT、B 超、MRI 的引导下，利用各种器械对肿瘤进行诊断和治疗，主要包括经皮穿刺活检、经管腔扩张和内支架成形术、经皮穿刺瘤内注射术、经皮多电极射频消融术和放射性粒子植入术等。

09 什么是氩氦刀冷冻消融术

氩氦刀冷冻消融术是一种微创疗法，可在实时监测下将肿瘤原位消融（图 3-2）。

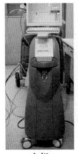 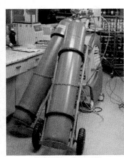 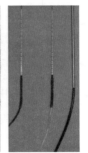

主机　　　　　　　氩气罐、氦气罐　　　　　　消融针

图 3-2　氩氦刀冷冻消融设备

手术过程如下。

（1）术前：做 CT 或彩色超声检查，判断肿瘤大小和位置，并在 CT 或彩色超声的引导下将冷冻穿刺针插入肿瘤内。

（2）术中：首先注入氩气，使冷冻针尖降温至 –160℃以下，迅速将肿瘤冷冻成冰球；然后注入氦气，使冷冻针迅速升温至 20~40℃。反复 2~3 个循环，破坏癌细胞，将肿瘤消融（图 3-3）。

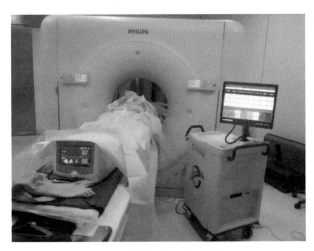

图 3-3　氩氦刀冷冻消融术中

此治疗方法阻碍癌细胞扩散，同时不损伤正常细胞，患者恢复快，不良反应小，还能有效调控细胞因子和抗体的分泌。经过此方法治疗的患者，生活质量较治疗前得到很大改善，预后较好。

⑩ 氩氦刀冷冻消融术适合哪些患者

1）手术切除不彻底或对放、化疗产生耐受的患者。

2）早期不能或无意愿手术的患者。

3）中晚期肿瘤转移或复发的患者。

4）晚期失去了手术机会的患者。

⑪ 什么是"冰火双刀"多模态消融

"冰火双刀"是指在影像引导下的多模态消融治疗临床实体肿瘤的方法。

所谓多模态消融治疗，是指将已被证实治疗肿瘤有效的冷冻消融和射频消融结合起来，通过精确控制温度，杀死肿瘤。治疗过程中医生通过CT对患者肿瘤精确定位后先用-180℃的低温"氩氦刀"冻住，再用高温"射频刀"瞬间消融，短时间内经过冰火两重天的肿瘤细胞和微血管完全破碎，肿瘤被摧毁。更重要的是，这种创新的局部治疗可激活机体天然抗肿瘤免疫响应，以抑制肿瘤复发和转移。当然，每个患者的病情和身体状况都有差异，术后能够激发机体自身免疫系统响应的程度也会有所不同。

一个小微创伤口，通过冷冻消融和射频热消融不仅能精确消融人体内的肿瘤病灶，还能顺便激发人体自身免疫力用以继续对抗肿瘤细胞，这种听上去有些不可思议的肿瘤治疗方法，已被上海的科学家成功地应用于10余名肺癌晚期且其他治疗方法均无效的患者身上。科学家们通过临床检测得到的数据显示，这些患者均无不良反应且消融边界清楚。血液免疫指标显示，患者的免疫系统已产生免疫响应，情况乐观。

⑫ "冰火双刀"的治疗特点有哪些

"冰火双刀"在治疗过程中造成肿瘤组织内温度与应力迅速变化，从而彻底摧毁肿瘤。与传统消融手术不同的是，这种新模式保存了更多的肿瘤抗原，在给肿瘤内部带来剧烈破坏的同时，不会给患者造成太多疼痛和创伤。

另外，肿瘤自身有免疫逃逸作用，所以它的抗原不被身体的免疫系统识别，而通过"冰火双刀"既能把局部肿瘤彻底消融，又释放了一些抗原，使得身体免疫系统可以识别，并对这些特异肿瘤抗原产生抗体，从而达到消灭潜在转移灶的作用。

⓭ "冰火双刀"适用于哪些患者

临床试验证明"冰火双刀"在肿瘤治疗方面确实具有良好的效果。科学家们将制订适合各层级医疗机构的规范化治疗指南,使治疗过程更加精准化、智能化、规范化。"冰火双刀"疗效显著,但价格昂贵。目前认为对以下4类患者可采用该疗法。

1)由于身体整体状况或肿瘤生长部位不适宜外科手术的实体肿瘤患者。

2)无法承受或不想承受全身化疗和放疗对人体内环境造成破坏的实体肿瘤患者。

3)出现复发情况,病灶发生转移的实体肿瘤患者。

⓮ 肿瘤患者如何进行术后锻炼

1)术后如无禁忌证,患者应在1~7天后离床活动,术后适量的运动可促进患者身体、各部位功能的恢复。

2)如果手术创伤较重,术后体力差,不能下床时,可在床上做肢体运动和翻身运动。

3)如果身体恢复良好,可逐步加大运动量,变换锻炼的内容,从散步、太极拳到做操,甚至跑步。

(二)癌症的放疗

⓯ 何谓癌症患者的放疗

放疗就是放射治疗,是指通过电离辐射作用,依据大量的放射线所带的能量破坏细胞的染色体,使细胞停止生长,可用于对抗快速分裂的

185

癌细胞。

目前，放疗是肿瘤治疗不可缺少的部分，约60%以上不同时期的肿瘤可进行术前、术中和术后的辅助治疗。某些癌症直接经过放疗即可达到治疗目的。

放射线对正常组织细胞也有损害作用，尤其是当辐射量较大时，容易损伤造血器官和血管组织，引起白细胞、血小板计数减少，皮肤黏膜改变，胃肠反应等。

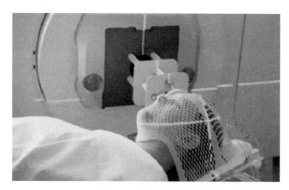

图3-4　患者在放疗中

16 什么是放疗的三大难点

理想的放疗是针对性地杀死癌细胞的同时不损伤正常细胞，而要达到这一目的，临床放疗必须解决三大难点。

1）放射线"敌我不分"，难免伤及正常组织细胞。放疗要引起癌细胞死亡，需要达到一定剂量，而大剂量放疗可损伤正常细胞，出现许多不良反应。

2）放疗难以对所有癌症进行有效治疗，即部分对放射线不敏感，一般来说，消化系统的肿瘤（如胃癌、结肠癌、肝癌）的放疗效果不超过50%，更不可能获得根治。

3）放疗是指利用物理因素杀死癌细胞，放射线进入人体后，产生电离作用，放疗对DNA的间接作用需要氧的存在。换句话说如果癌组织内缺氧，放射线便不能发挥电离作用。

⑰ 常用的放疗技术有哪些

肿瘤放射治疗是指利用放射线治疗肿瘤的一种局部治疗方法。放射线包括放射性同位素产生的 α、β、γ 射线和各类 X 射线治疗机或加速器产生的 X 射线、电子线、质子束及其他粒子束等。大约 70% 的癌症患者在治疗癌症的过程中需要用放射治疗，约有 40% 的癌症患者可以用放疗根治。放疗在肿瘤治疗中的作用和地位日益突出。

现在的放疗已由二维放疗发展到三维放疗、四维放疗，放疗剂量分配也由点剂量发展到体积剂量分配中的剂量调强。现在的放疗技术主流包括立体定向放射治疗（SRT）和立体定向放射外科（SRS）。SRT 包括三维适形放疗（3SCRT）、三维适形调强放疗（IMRT）。SRS 包括 X 刀、伽玛刀和射波刀等，均属于立体定向放射治疗的范围，其特征是三维、小野、集束、分次、大剂量照射。它要求定位的精度更高和靶区之外剂量衰减得更快。

⑱ 放疗的疗效如何

放疗的疗效取决于放射敏感性，不同组织器官及各种肿瘤组织在受到照射后出现变化的反应程度各不相同。放射敏感性与肿瘤细胞的增殖周期及病理分级有关，即增殖活跃的细胞比增殖不活跃的细胞敏感；细胞分化程度越高，照射敏感性越低，反之越高。此外，肿瘤细胞的氧含量直接影响放射敏感性。例如，早期肿瘤体积小、血运好、乏氧细胞少时疗效好；晚期肿瘤体积大、血运差，甚至中心有坏死，则放射敏感性低。肿瘤局部合并感染，则血运差（乏氧细胞多），放射敏感性下降，因此保持照射部位的清洁、预防感染和坏死是提高放疗敏感性的重要条件。临床上根据对不同剂量的反应，将放疗对肿瘤的敏感性分为以下几种。

（1）放疗高度敏感肿瘤:照射剂量 20~40 Gy 可使肿瘤消失，如淋巴类肿瘤、精原细胞瘤、肾母细胞瘤等。

（2）放疗中度敏感肿瘤:照射剂量 60~65 Gy 可使肿瘤消失，如大多数鳞癌、脑癌、乳腺癌等。

（3）放疗低度敏感肿瘤:照射剂量 70 Gy 以上肿瘤才消失，如大多数腺癌。

（4）放疗不敏感（抗拒的）肿瘤:如纤维肉瘤、骨肉瘤、黑色素瘤等。但一些低分化肿瘤如骨网状细胞肉瘤、尤文肉瘤、纤维肉瘤、腹膜后和腘窝脂肪肉瘤等，仍可考虑放疗。

⑲ 放疗适应哪些肿瘤患者

按照各系统中的不同种类的肿瘤，目前放疗的适应证可以分为以下类别。

（1）消化系统:口腔部癌早期手术与放疗的疗效相比，有的部位更适合于放疗，如舌根部癌和扁桃体癌。中期综合治疗以手术前放疗较好。晚期可做姑息性放疗。食管癌早期以手术为主，中晚期以放疗为主。另外，颈段及胸上段食管癌因手术难度大、术后生活质量差等原因，一般行放疗。肝、胰、胃、小肠、结肠、直肠癌以手术治疗为主。结肠、直肠癌手术治疗可能较放疗疗效更好。早期直肠癌腔内放疗的疗效与手术治疗相同。肝、胰癌的放疗有一定姑息作用。

（2）呼吸系统:鼻咽癌以放疗为主。上颌窦癌以手术前放疗为好，不能手术者行单独放疗，一部分患者可以治愈。喉癌早期放疗或手术治疗，中晚期放疗、手术综合治疗。肺癌以手术为主，不适合手术又无远处转移者可行放疗，少数可以治愈。小细胞未分化型肺癌可行放疗＋化疗。

（3）泌尿生殖系统:肾透明细胞癌以手术为主，手术后放疗有一定好处。膀胱癌早期以手术为主，中期手术前放疗有一定好处，晚期放疗可以作为姑息治疗。肾母细胞癌以手术与放疗及化疗三者综合治疗为好。睾丸肿瘤应先手术，然后行手术后放疗。子宫颈癌早期手术与放疗疗效相同；Ⅱ期以上只能单纯放疗，且疗效较好。子宫体癌以手术前放疗为好，不能手术者也可放疗。

（4）乳腺癌：以手术治疗为主。凡Ⅰ期或Ⅱ期乳腺癌，肿瘤位于外侧象限，腋窝淋巴结阴性者手术后不做放疗。Ⅰ期而肿瘤位于内侧象限或Ⅱ期乳腺癌皆应手术后放疗。Ⅲ期手术前放疗有好处。对早期乳腺癌采用"保乳术"后对乳腺及淋巴引流区进行放疗疗效较好。

（5）神经系统肿瘤：脑瘤大部分要手术＋放疗。髓母细胞瘤以放疗为主。神经母细胞瘤手术后应行放疗或化疗。垂体瘤可放疗或手术后放疗。

（6）皮肤及软组织恶性肿瘤：皮肤黏膜（包括阴茎及阴唇）肿瘤早期手术或放疗均可，晚期也可放疗。黑色素瘤及其他肉瘤，应以手术为主，也可考虑配合放疗。

（7）骨恶性肿瘤：骨肉瘤以手术为主，也可做手术前放疗。骨肉瘤、尤文肉瘤可行放疗辅以化疗。

（8）淋巴类肿瘤：Ⅰ、Ⅱ期以放疗为主；Ⅲ、Ⅳ期以化疗为主，可加用局部放疗。

⑳ 放疗有哪些禁忌证

放疗的绝对禁忌证很少，尤其是姑息性治疗，例如对局部转移灶的止痛大部分有效。但也要依患者和医疗单位的条件决定。一般来讲，晚期癌症患者处于恶病质的情况下，可作为放疗的绝对禁忌证。另外，食管癌穿孔、肺癌合并大量胸腔积液也应列为绝对禁忌证。

凡属于对放射线不敏感的肿瘤，应列为相对禁忌证。如，皮肤黑色素瘤、胃癌、小肠癌、软组织肉瘤、骨软骨肉瘤等，一般行手术治疗后放疗。有急性炎症、心力衰竭的癌症患者应在控制病情后再做治疗。肺癌需做较大面积照射而肺功能较差时不宜做放疗。

㉑ 放疗的毒副作用有哪些

放疗的毒副作用较大,敏感体质患者的毒副作用反应会更加强烈。放疗只有正确运用才能给患者带来福音。随着医学的发展,传统放疗正渐渐被取代,将放射性粒子精准植入肿瘤内,可达到杀死肿瘤的目的且毒副作用大大降低,对正常组织基本无伤害。

目前采用传统放疗的毒副作用主要有以下几点。

（1）全身反应:表现为一系列的功能紊乱与失调,如精神萎靡、食欲缺乏、身体衰弱、疲乏、恶心、呕吐等情况。

（2）皮肤反应:干性皮肤表现为瘙痒、色素沉着及脱皮,产生永久浅褐色斑。油性皮肤表现为照射部位湿疹、水疱,严重时可造成糜烂、破溃等。

（3）脱发:头部放疗会在治疗部位造成脱发,导致头皮上的头发部分或全部脱落。

（4）血细胞减少:放疗会降低白细胞、血小板,造成人体免疫功能下降。

（5）黏膜反应:表现为口腔黏膜红肿、红斑、充血、溃疡、口干、疼痛等症状。

㉒ 放疗如何选择外照射或碘 -125（^{125}I）放射性粒子植入

放疗有内放疗和外放疗之分,临床上大多数情况下选择的还是外照射。近年来,随着科技进步及影像学的发展,放疗也得到迅猛发展,碘 -125（^{125}I）放射性粒子植入术就是突出的代表。碘 -125 放射性粒子植入术的优点如下。

1）外照射是无创操作，操作技术相当简单，而碘-125粒子植入是有创操作，手术技术相对复杂一些。

2）外照射范围较大，剂量相对较低；而碘-125粒子植入照射范围较小，剂量相对较高。

3）疗效上来讲，碘-125粒子植入局部控制率更高，也就是控制肿瘤相对于外照射更好。

4）副作用上，碘-125粒子植入对人体的影响较外照射更小，毒副作用更少。

5）治疗时间上，碘-125粒子植入是一次植入，持续有效照射时间是6个月；而外照射一般是每天1次，1周5次，一般治疗在1~2个月。

6）从可靠性来说，碘-125粒子植入更多依赖于医生的手术水平，而外照射是依赖于机器和医生每天的摆位等。

7）从经济方面来讲，肿瘤越小，碘-125粒子植入疗效越好，费用越低。

综上所述选择碘-125粒子植入控制局部病灶，选择小剂量化疗消除远外转移病灶，结合中成药减毒增效，调动机体免疫系统彻底消灭肿瘤的三位一体的治疗手段，可以有效杀灭肿瘤，降低治疗的毒副作用，提高患者的生活质量。碘-125放射性粒子植入术是患者可以选择的一种安全、可靠、毒副作用小的治疗方式。

㉓ 放射性粒子植入的适应证与禁忌证有哪些

（1）适应证

1）临床诊断为癌症的患者，包括前列腺癌、肺癌、脑瘤及脑部转移瘤、胰腺癌、食管癌、肝癌、胆囊癌、妇科肿瘤、鼻咽癌、肾及肾上腺肿瘤、眼眶内肿瘤、舌肿瘤等。

2）局部肿瘤，直径＜6 cm的实体肿瘤。

3）局部进展期肿瘤，需粒子植入与外照射综合治疗。早、中、晚各期实体肿瘤患者，不能手术或手术复发转移患者，以及对常规放、化疗不敏感或对放、化疗疗效不理想的肿瘤患者均可采用微创放射性粒子植入术。

（2）禁忌证：包括出血或凝血障碍者、脏器功能严重衰竭者、精神障碍者。

（三）癌症的靶向治疗

24 癌症的靶向治疗概述

除了常规的手术、放疗、化疗、生物治疗和中医中药治疗外，针对肿瘤在器官组织、分子水平的靶点不同，可以使用不同的靶向治疗技术进行靶点治疗。局部的病灶靶点可以用局部靶向消融治疗、靶向放射治疗、放射性粒子植入靶向内照射治疗、高能聚焦超声治疗、血管内介入治疗和局部药物注射治疗。分子靶点治疗是针对肿瘤细胞的恶性表型分子，作用于促进瘤生长、存活的特异性细胞受体及信号转导通道等，新生血管形成和细胞周期调节，实现抑制肿瘤细胞的生长或促进凋亡的抗肿瘤作用（图3-5）。

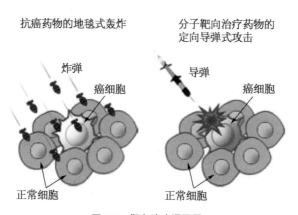

图3-5　靶向治疗漫画图

因靶向治疗是在细胞分子水平上，针点已经明确的致癌位点（该位点可以是肿瘤细胞内部的蛋白分子，也可以是一个基因片段）来设计相应的治疗药物，药物进入体内会特异性地选择致癌位点来相结合发生作用，使肿瘤细胞特异性死亡，而不会波及肿瘤周围的正常组织细胞，所以靶向性治疗又被称为"生物导弹"。

与传统细胞放、化疗不同，肿瘤分子靶向治疗具有特异性抗肿瘤作用，并且毒性明显减少，开创了肿瘤化疗的新领域。

（四）癌症的化疗

25 什么是化疗

化疗是化学药物治疗的简称，主要适用于中、晚期癌症的综合治疗，是利用化学药物阻止癌细胞的增殖、浸润、转移，直至最终杀灭癌细胞的一种治疗方式。由于化学药物的选择性加强，在杀灭癌细胞的同时也会不可避免地损伤人体正常细胞，从而出现药物的不良反应。

化疗是目前治疗癌症及其自身免疫性疾病的主要手段之一，可以用于杀死癌细胞，控制症状，既可以结合手术治疗以杀灭残存癌细胞，也可以单独使用以控制症状。

26 放疗与化疗有什么区别

目前癌症的3种主要治疗方法是放疗、化疗和手术治疗。许多人搞不清放疗和化疗有何不同，常常把这两种治疗混淆。放疗是利用放射线杀死癌细胞，以局部治疗为主，范围称为"靶区"，适应病症主要是比较局限的实体肿瘤；而化疗是利用化学药物消灭癌症，以全身治疗为主，药物进入人体后会分散到全身各处，适应范围大，但是毒副作用也较放疗大。

193

㉗ 化疗有哪些给药方式？会产生疼痛吗

一些化学药物是以片剂的方式口服，一些是经肌内注射或皮下注射，还有的经脊髓腔内注入（鞘内注射），最常用的是静脉注射。静脉注射可以在数分钟内完成，也可以放在大剂量的液体内滴注数小时，有时数种药物同时应用。

一般来说化疗是无痛的，一些药物静脉注射时会感觉到灼痛，如果发生这种情况，应立即联系护士或医生，因为当药物渗露时会损伤静脉周围的组织。化疗按疗程给予，疗程之间可有间歇期，以便正常细胞得以恢复。间歇期为1周或数周，取决于药物的类型或药物的应用方法。疗程的数量取决于治疗类型和治疗目的。

㉘ 癌症的化疗方式有哪些

目前癌症的治疗尚无满意的措施，主要仍以手术切除、放疗、化疗和免疫治疗等方法相结合的综合治疗。手术切除和放疗都属于局部治疗措施，目的在于清除或摧毁癌症病灶，但癌症经常发生经血道的远处转移，远处转移虽也可能是孤立的、局灶性的，但经常是多发性的，因此还需要进行全身治疗或称系统性治疗。而化疗是主要的系统性治疗方法。化疗是指对癌症进行细胞毒性药物治疗，主要包括以下几种方式。

（1）根治性化疗：是指主要通过细胞毒药物治愈癌症的治疗，用于对化疗敏感的肿瘤或血液肿瘤。如急性淋巴细胞白血病、恶性淋巴瘤、恶性葡萄胎、绒癌、睾丸精原细胞瘤等。一般包括诱导缓解、强化治疗和巩固治疗3个阶段。

（2）辅助化疗：指在采取有效的局部治疗后，针对可能存在的微转移灶，为防止复发转移进行的化疗。辅助化疗对骨肉瘤、乳腺瘤、头颈癌、胃癌、大肠癌、软组织肉瘤等多种肿瘤有明显疗效。

（3）新辅助化疗：指对局部性肿瘤在手术或放疗前使用化疗，使局部肿瘤缩小，减少手术或放疗造成的损伤或清除可能存在的微小转移灶，改善预后。现已证实新辅助化疗对软组织肉瘤、直肠癌、膀胱癌、局部晚期乳腺癌、骨肉瘤、食管癌等有疗效。

（4）姑息化疗：是指对失去手术和放疗时机的晚期肿瘤或不能手术切除或对放疗不敏感的癌症，为缓解症状和延长患者生存期所进行的化疗。

㉙ 化疗对于防止癌症术后复发和转移有何作用

事实上，大多数癌症在发现时，已经或多或少地发生了微小的转移，因为这些潜在的转移灶的存在，如果术后既不复查也不化疗，那么术后癌症复发的概率就非常高。癌细胞的可怕之处就在于其生命力顽强，只有个别微量的癌细胞也可以发展成一团团转移灶，可谓是"星星之火可以燎原"。

如何对付这些潜伏在体内微小的转移灶？为了消灭这些"逃逸"的癌细胞，医生多采用化疗来消灭这些微量的癌细胞。实践证明大多数癌症术后辅助化疗对提高生存率有益处，尤其是对于中、晚期癌症患者。癌症发现越晚，发生转移的概率越高，因此对于分期较晚的患者，医生通常会推荐患者术后及时进行全身化疗，以求消灭或控制这些可能存在的微小转移病灶。

㉚ 常用的化疗药物有哪些

化疗药物的应用使癌症患者的生活质量得到明显提高，延缓和减少了死亡，但仍存在着肿瘤选择性差、不良反应多而严重，以及易产生耐药的缺点。

在癌化疗中有些癌细胞对于某些抗癌药物具有天然耐药性，还有一些癌细胞对于原来敏感的药物，治疗一段时间后才产生耐药性，即获得性耐药，其中最为突出、最常见的耐药是多药耐药。根据药物的作用特点和癌的类型设计合理的治疗方案，既可提高疗效、降低毒性，又可延缓耐药性的产生。

常用的化疗药物根据药物化学结构和来源分为以下几类。

（1）抗代谢药：这类药与正常代谢物质相似，在同一系统酶中互相竞争，与其特异性酶相结合，促使酶反应不能完成，从而阻断代谢过程，阻止核酸合成，抑制肿瘤的生长和增殖。常用的有甲氨蝶呤、氟尿嘧啶、阿糖胞苷、羟基脲等。

（2）烷化剂：烷化剂在体内与细胞的蛋白质和核酸结合，使蛋白质和核酸失去正常活性，从而抑制癌细胞。因对骨髓、胃肠道上皮和生殖系统等生长旺盛的正常细胞有较大毒性，对体液或细胞免疫功能的抑制也较明显，所以临床应用上有一定的限制。常用的烷化剂有氮芥、环磷酰胺、塞替派、白消安等。

（3）抗肿瘤抗生素：是指由微生物产生的具有抗肿瘤活性的化学物质，能抑制肿瘤细胞的蛋白或 DNA 合成，或直接作用于染色体。抗肿瘤抗生素为细胞周期非特异性药物，对增殖和非增殖细胞均有杀伤作用，有较大的毒性，临床上使用时需常规检查血常规及心、肝、肺、肾功能，密切观察毒副作用和病情变化。常用的抗肿瘤抗生素有多柔比星（阿霉素）、丝裂霉素、柔红霉素、博来霉素、放线菌素 D 等。

（4）抗肿瘤植物成分药：这类药是从植物中提取的抗肿瘤有效成分，其作用多种多样，或抑制细胞的有丝分裂或抑制 RNA 的合成。常用药物有长春新碱、喜树碱、紫杉醇、三尖杉碱等。

（5）激素类药物：如睾酮、孕酮、雌二醇、泼尼松、胸腺肽等。激素是一类对抗体功能起调节作用的化学物质，与许多癌症的发生和生长有密切的关系。调节激素水平可以有效控制癌细胞的生长。

（6）其他类药物：如卡铂、顺铂、尿激酶、门冬酰胺酶等。近年来发现了不少新型抗菌药物，凡不属上述各类药物或作用机制尚未完全了解的药物均归类于"其他"类抗肿瘤药物，其中门冬酰胺酶是对白血病细胞有抑制作用而无损于正常细胞的一种抗白血病药物。

㉛ 常见的化疗毒副作用有哪些

化疗药物在全身起作用，能快速杀伤癌细胞，但是由于化疗药物的选择性不强，常常"敌我不分"，在杀伤癌细胞的同时，也会杀伤人体正常细胞。因此，化疗可能出现诸多的毒副作用和不良反应，最常见的有以下几类。

（1）消化系统反应：如恶心、呕吐、腹泻和便秘等，其中恶心、呕吐是化疗最常见的反应。近年来一些强力有效的止吐药上市，使患者化疗后的恶心、呕吐反应大为减轻。

（2）骨髓抑制反应：如白细胞、血小板减少等，一般停止化疗后1~2周会自行恢复。部分较严重的骨髓抑制也可应用有效增加白细胞、血小板数量的药物来改善。

（3）脱发：部分化疗药物可致脱发，但脱发是可逆的，在停止化疗后会重新长出新发。

（五）癌症的热疗

㉜ 什么是癌症的热疗

癌症的热疗是指用人工加热的方法（如超声、微波、射频、水溶等）治疗癌症，利用各种物理作用在人体组织中所产生的热效应使癌细胞升温到一定程度，并维持一定的时间，达到杀灭癌细胞并避免正常细胞遭受损伤的目的（图 3-6）。

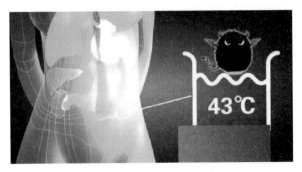

图 3-6　热疗示意图

🔢 热疗治疗癌症的原理有哪些

1）直接杀伤癌细胞，促进癌细胞凋亡。热疗是利用高频电磁波作用于人体生有肿瘤的部位，使肿瘤内的温度迅速升高，并维持一段时间。当温度达到 42~45℃，就可造成癌细胞的死亡。如果温度升高到 46℃以上，癌细胞的死亡明显加速。

2）抑制肿瘤血管生长，"饿死"癌细胞。肿瘤的生长依靠血液供应，血液供应好，肿瘤生长就快，而肿瘤生长的同时肿瘤细胞会分泌一种血管内皮生长因子（VEGF），这种物质可以使肿瘤周围生长许多新生血管，这些新生血管的形成对肿瘤的生长转移、复发起到了非常重要的作用。但当肿瘤内的温度升高到 48℃以上时，肿瘤细胞不分泌这种物质，新生血管就不能生成，没有血液供应，肿瘤就会"饿死"。

3）增强放疗、化疗、中医药治疗的疗效。热疗时全身毛细血管扩张，有利于抗癌药物到达细胞内，同时也改变了细胞膜的渗透性，药物更容易进入细胞内，还可以使癌细胞内的氧饱和度降低，细胞内没有足够的氧，因而可以增强放疗的效果。热疗还可以减轻化疗药物引起的组织损伤，因为高热时外周血单核细胞会分泌粒细胞集落刺激因子（C-CSF），同时对中性粒细胞具有激活作用，因此能保护骨髓造血系统。

34 热疗是怎样分类的

热疗可以分为以下几类。

（1）气化热疗：在极短暂的时间内迅速将温度升高至200℃以上，使肿瘤迅速碳化、气化，而不损伤正常组织者称为气化热疗。如栓塞再开通和各种"刀"类等。

（2）固化热疗：在数秒钟内通过射频或超声波把肿瘤区集中加热到65~100℃，使肿瘤组织迅速凝固、坏死、液化、纤维化及钙化等，称为凝固热疗。如"多弹头"、"超声刀"、组织间热疗等。

（3）常规热疗：一般在40~60秒内，肿瘤内温度保持在41~45℃，通常大多在42.5~43℃称为常规热疗，也称为浅表热疗或腔内热疗。

（4）亚高温热疗：温度在39~41.5℃，每次加热时间为1~6小时或更长，适合于全身热疗和热化疗，如腹腔、肢体等热灌注。

35 热疗的适应证和禁忌证有哪些

热疗对于基底细胞癌、皮肤癌、乳腺癌、膀胱癌、前列腺癌、胃癌、食管癌、肝癌等人体胸腔、腹腔、盆腔、骨骼等部位浅表及深部的原发或复发的恶性实体肿瘤以及转移性肿瘤术后可能存在的恶性临床症灶等都有显著疗效，特别是可以减轻癌症晚期伴有的顽固疼痛，改善患者生存质量。

对于头部肿瘤、有严重心脏病、使用心脏起搏器，以及肿瘤部位有结核等患者不适宜热疗。

（六）癌症的生物疗法

㊱ 什么是生物疗法

　　生物疗法是一种全新的肿瘤治疗理念，该技术具有全身性杀伤肿瘤细胞，提升机体免疫功能的作用，并且没有毒副作用；具有缓解放、化疗的毒副作用，防止转移等特点。它主要是通过提取患者外周血中的单核细胞进行实验室培养，并将未培养成熟的细胞群分批回输到患者体内，起到激活人体免疫系统、杀灭癌细胞、提高免疫力等作用。

㊲ 生物疗法治疗癌症有哪些优势

　　1）减轻放、化疗的毒副作用，缓解患者痛苦。晚期患者疼痛强烈，有两方面的原因：一方面是肿瘤本身压迫神经及邻近器官，引起周围组织缺血坏死，再者癌细胞浸润到淋巴组织产生炎症和化学致痛物质；另一方面是抗癌治疗引起，如化学药物产生的组织反应，放疗引起的皮肤、黏膜反应及纤维组织增生压迫神经等。因为该体系是各种手术与生物疗法的联合，生物疗法缓解痛苦就在于它能快速恢复手术造成的创伤，减轻放、化疗的毒副作用，并且后期能显著提高患者生活质量（睡眠质量提高、食欲增加、体质加强等）。

　　2）抑制肿瘤转移。肿瘤细胞的转移、复发的根源是肿瘤干细胞，DC-CIK细胞在临床运用中能够直接对已经分化的肿瘤细胞起杀灭作用，还主要针对肿瘤发展、复发、转移的根源及肿瘤放、化疗抗药性的关键——肿瘤干细胞起作用。

　　3）延长中晚期患者生存时间，提高生活质量。临床上主要体现在它可以与放、化疗同时使用，减少放、化疗的毒副作用。

38 生物疗法中常用名词:NK 细胞

NK 细胞即自然杀伤细胞,它是人体免疫系统的第一道防线,与机体的抗癌和免疫调节功能密切相关。NK 细胞可用于治疗各种肿瘤,广泛识别肿瘤细胞,分泌穿孔素和肿瘤坏死因子,迅速溶解、杀伤、摧毁肿瘤细胞;其杀伤活性起效快,杀伤能力强,对导致肿瘤复发、转移的肿瘤干细胞拥有专一性细胞杀伤作用,同时在机体免疫监视机制中起到比 T 细胞更重要的作用 (图 3-7)。

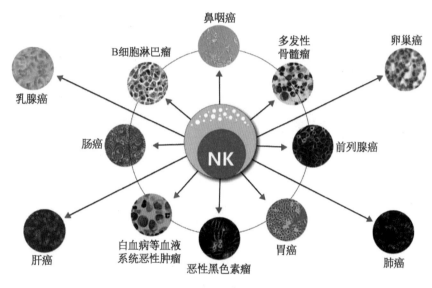

图 3-7　NK 细胞的作用

39 生物疗法中常用名词:DC

生物疗法中所提到的 DC,又称树突状细胞。它像雷达一样能主动搜索、识别全身转移的癌细胞,并把信息传递给免疫活性细胞,促进其激活和大量繁殖,提升自身的免疫能力 (图 3-8)。

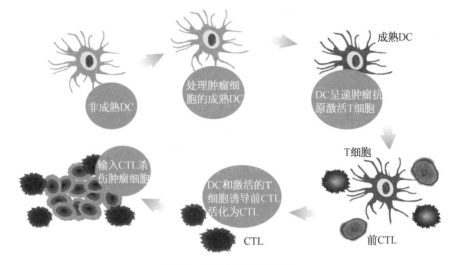

图 3-8　DC 激活过程示意图

⓵ 生物疗法中常用名词：CD3AK 细胞

CD3AK 细胞有扩张能力强、体外生存时间长、细胞毒性活力高、分泌淋巴因子能力强和体内外抗肿瘤效果显著等优点，成为生物疗法多细胞治疗中不可缺少的组成部分。CD3AK 针对病毒性肿瘤有较好的治疗效果。比如，宫颈癌、肝癌、鼻咽癌、前列腺癌和 B 细胞淋巴癌等，同时对成熟癌细胞也具有杀伤功效。

CD3AK 细胞的作用如下。

（1）直接杀伤作用：CD3AK 细胞通过癌细胞受体或不同于 T 细胞受体（TCR）复合体的识别机构，识别癌细胞，并与其结合，启动细胞溶解反应，释放一些细胞毒颗粒或因子，从而溶解癌细胞。

（2）间接杀伤作用：CD3AK 细胞除自身直接溶解癌细胞外，还能分泌白细胞介素 -2（IL-2）、肿瘤坏死因子（TNF）、V- 干扰素（V-IFN）等多种细胞因子，对肿瘤细胞产生间接杀伤作用，此类因子对肿瘤细胞均有直接的细胞毒活性或抑制作用。

④① 生物疗法中常用名词：CIK 细胞

在生物治疗中 CIK 细胞即细胞因子诱导的杀伤细胞，它像制作精良的导弹，能精准地杀伤癌细胞，且不损伤任何正常细胞，特别擅长清除残留、微小转移病灶，防止癌细胞的扩散和复发，同时也能提升机体免疫力（图 3-9）。

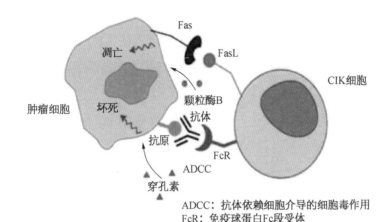

图 3-9　CIK 细胞作用示意图

CIK 细胞治疗属于过继细胞免疫疗法，因 CIK 细胞溶瘤作用不受肿瘤组织类型的限制，因此对任何一种肿瘤均有杀伤作用，但对高抗原表达的肿瘤疗效好。CIK 细胞治疗适用于任何一期的癌症患者，但对早期肿瘤患者或经过手术后肿瘤负荷较小的患者效果好。它对手术、放疗或化疗、造血干细胞移植后患者体内微小残留病灶的清除，防止癌细胞扩散和复发，提高患者自身免疫力，减少毒性反应等方面具有重要作用；对某些不适合手术，不能耐受放、化疗的中晚期肿瘤患者，CIK 细胞治疗可以提高其生活质量，延长带瘤生存时间。

CIK 细胞通过直接杀伤、分泌多种细胞因子等直接抑制肿瘤细胞生长，诱导肿瘤细胞凋亡起到治疗作用。大多数执行杀伤功能的 CIK 细胞在回输后立即执行其功能，半衰期为 2 周至 1 个月，回输的细胞中包括一部分记忆细胞，可存活数年至数十年，当遇到相应刺激后，迅速在体内活化、杀伤靶细胞。

42 什么是 DC-CIK 肿瘤细胞生物免疫治疗

恶性肿瘤之所以成为世界性难治愈的疾病，主要是因疾病自身的复杂性和治疗技术的局限性。目前临床上治疗肿瘤的疗法大多是传统的"3 种方法"：手术治疗、放疗和化疗。传统疗法对人体危害大，而且无法彻底杀死恶性肿瘤细胞，难以阻止恶性肿瘤细胞扩散，患者自身免疫力低下且无法得到提升。

DC 和 CIK 细胞两者在抗肿瘤中具有互补作用，联合应用可以达到 1+1 ＞ 2 的效果。

"DC-CIK 肿瘤细胞生物免疫治疗技术"是利用人体自身外周血单个核细胞经体外诱导培养而制备杀伤肿瘤的细胞（图 3-10）。DC 即树突状细胞，当负载有肿瘤抗原信息的 DC 输入人体后，将肿瘤信息传递给肿瘤细胞，使其具有识别能力，充分调动、杀灭肿瘤细胞而不损伤任何正常组织，能有效地杀灭肿瘤组织或抑制肿瘤生长，特别擅长清除残留、转移微小病灶，防止癌细胞扩散和复发，同时能够提升机体免疫力。

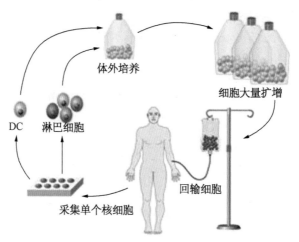

图 3-10　DC-CIK 治疗流程：用自己的细胞治自己的病

㊸ DC-CIK 细胞免疫疗法有哪些优势

1）CIK 细胞增殖速度快，细胞数量大，细胞活性强。

2）CIK 细胞具有识别肿瘤的机制，对正常的细胞无毒性作用。不破坏机体整体免疫系统功能。

3）CIK 细胞能够激发全身性的抗癌效应，对多发病灶或转移的恶性肿瘤同样有效。

4）DC-CIK 肿瘤细胞生物免疫治疗技术是典型的个性化生物治疗模式。将 DC 回输后，还能使机体免疫能力提高，产生特异的抗病毒作用，从而对肿瘤治疗施以双重的作用。

5）由于 CIK 细胞是活化的自体细胞，应用起来非常安全。

（七）癌症的中医药治疗

㊹ 癌症的中医药治疗原理

中医药治疗作为我国传统特色疗法，具有标本兼治、调理身体的功效，结合其他治疗手段共用可以发挥综合作用。很多癌症患者接受了不同类型的中医药治疗，取得了一定的疗效。

中医药治疗原理：中医学将癌症的病因归纳为四个字"正虚邪实"，而与之对应的解决之道就是"扶正祛邪"。中医学治疗是根据患者实际病情，采取扶正祛邪、固本补虚、祛积消癌的方法。

辨证施治：中医学治疗根据望、闻、问、切取得的患者症状、体征等资料进行综合分析，以探求疾病的性质、病变部位、病势的轻重、机体反应的强弱、正邪双方力量的对比等情况，归纳为阴、阳、表、里、寒、热、虚、实八类症候，是中医辨证治疗的基本方法，也是各种辨证方法的归纳。

45 中医学中癌症的病因与发病机制

在西医学中癌症的病因与发病机制，迄今尚未完全阐明。中医学中对癌症的发病原因，可包括内因和外因两个方面。外因是指六淫（风、寒、暑、热、燥、火）之邪，饮食所伤，以致毒邪温于经络脏腑；内因是正气虚弱，阴阳失调，气血运行失常，脏腑功能失调等。中医学非常注重内因在癌症形成和发生中的作用。外邪的侵入，主要是由于人体先有正气内虚，脏腑功能失调，以致邪毒（致癌的因子）乘虚而入，温及于经络脏腑，使得机体阴阳失调，气血功能障碍，导致气滞、血淤、痰凝、毒聚相互结交的病理变化，日久而形成癌症。当然，精神抑郁、生活不良习惯和长期慢性刺激等，均可引起机体阴阳失调和气血失和，亦为诱发癌症的因素。由此可见，正气虚损是形成癌症的内在因素与辨症依据，邪毒外侵只是形成癌症的一个条件。中医学是从整体出发来看待疾病的本质，并认为癌症是全身性疾病的局部表现，是一种全身属虚、局部属实的疾病。因此，中医学治疗癌症的方法可归纳为扶正和驱邪的两个方面。扶正的方法有补气、补血、滋阴温阳等；驱邪的方法有清热解毒、化痰软坚等。扶正是为驱邪创造条件，驱邪是为了进一步保护正气。由于癌症的病情复杂且变化迅速，在不同时期邪正的消长在不断变化，因此正确处理扶正与驱邪、整体与局部之间的关系，在中医癌症治疗中起着非常重要的作用。

46 中医药治疗癌症有哪些优势

中医具有较强的整体观念，往往能从患者全身的特点加以考虑，而不只是仅局限在癌症病灶本身。对大多数的癌症患者来说，局部治疗不能解决根治问题，还必须从整体来看待癌症的多中心生长和癌症局部治疗的复发及再生问题。

中医药治疗可有效改善癌症患者的症状。例如：手术治疗能将癌症切除，但有时会带来术后的功能障碍，而出现一些新的症状。放疗后的后遗症现象是明显的。化疗对消化道和造血系统也有明显的影响。因而癌症引起的各类症状，在服用中药后，常可获得一定的改善。如癌症本身也因服用中药而好转，则症状常可明显缓解或消失。

中医药治疗一般不会因治疗本身的原因而影响癌症患者的劳动能力，这是与其他方法相比的另一个特点。中医药治疗一般不会对体力产生新的破坏，在癌症好转的同时，体力也会逐渐得到恢复。

按中医传统的辨证用药，一般较少副作用，当然服用以抗癌为主的中药时，也可能有一定的副作用，特别是单方、验方。如使用斑蝥、汞制剂、砷制剂等，可以出现严重的毒性作用，需要加以注意。中医学并不主张采用这些毒性颇大的药物，对于一般的中药，能掌握适应证和适当的剂量，反应并不严重，也是可以避免的。

经济上的优点是，中药的应用方便，价格低廉。基于中医对癌症病因、病机的认识，以现代医学对某些癌症发病的危险因素的分析，可以应用某些中药来治疗高危人群，以降低癌症的发病率。

㊼ 哪些癌症患者适合中医药治疗

中医药治疗是癌症治疗的一种方式，对于早期癌症未转移者，不适于手术、放疗、化疗及不愿意西医治疗者，晚期癌性疼痛西药治疗无效者，以及已经接受手术、放疗、化疗需要中医减轻并发症及辅助治疗的患者都可以接受中医药治疗。如：①年龄较大，病情严重，需要减轻癌性疼痛，延长生命的患者；②癌症中晚期，病情转移，失去手术和放、化疗机会的患者；③不愿意或承受不了其他治疗手段的癌症患者；④已出现腹腔积液、胸腔积液等的患者；⑤癌症早期或一些良性肿瘤患者。

48 肿瘤的中西医联合治疗如何发挥综合效应

传统手术切除或放、化疗若结合中医药治疗可减轻不良反应，加强抗癌作用，增强免疫功能，防止复发及转移，改善生活质量，延长患者生命。因此，积极应用中医药与手术或放、化疗相结合，是十分必要的，也是提高疗效的重要方法。

近 20 年来，中医学与现代医学相互渗透，取长补短，优势互补。中医药在配合手术、放疗、化疗方面起着重要作用。术前应用中医药，可增强机体对手术的耐受性；术后用中医药治疗可减少术后发热、贫血等症状发生，促进手术伤口愈合，提高和恢复有关脏器的功能，提高机体免疫力。放、化疗配合中医药治疗，可减毒增效，即减轻放、化疗引起的骨髓造血功能抑制，增加白细胞，减轻呕吐、腹泻等消化道反应；减少因放疗引起的口腔黏膜溃疡、放射性肺炎、放射性肠炎等并发症的发生；并可增强放、化疗对癌细胞的杀灭作用，从而提高放、化疗的疗效。

中医药对癌性发热、疼痛和癌性胸、腹腔积液还有独到之处。中医通过对癌症患者的全面辨证论治，采用清热解毒、发汗散热、通腑泻下等给癌症毒素出路的办法治疗癌热；采用内外治结合内外夹攻的办法消瘤止痛；采用化痰逐饮、通利二便和扶正祛邪的方法减少癌性胸腔积液、腹腔积液；用扶正培本增强体力的中药来激活免疫机制，提高机体免疫功能，抑制肿瘤的发展和转移。

中医药对中、晚期癌症患者，尤其是对晚期胃癌、胰腺癌、肝癌等的棘手问题，有时可提供一线生机，有的经过中医药治疗改善了症状；有的瘤体缩小，生存质量得到了提高；有的瘤体虽然未见缩小，但行动自如，生活自理，长期带瘤生存。

㊾ 癌症的中医药康复疗法

古代名医李仲梓曾提出"养正积自消"理论，这与现代医学通过免疫调节抗肿瘤的思想不谋而合。针对癌症患者病机"正虚邪实"的特点，中医肿瘤康复以扶正为治疗大法，贯穿康复治疗的始终。总的来说，中医康复治疗的方法主要包括扶正、减毒和御邪3类：根据不同治疗阶段的特点，针对虚损及邪实，在扶正的同时给予减毒，尽可能将治疗所伴随的损伤降到最低，进一步调和脏腑阴阳气血；在各治疗阶段结束后，以扶正御邪为法，促进机体的康复，抵御肿瘤的复发和转移。

癌症患者的中医药康复方法有很多，大致包括：口服汤药、口服中成药、滋补膏方、中药外治（敷贴、泡洗、熏治等）、穴位注射、针灸、按摩等。除了这些传统方法，还结合心理干预、运动、营养干预等综合方法，为患者制订个体化的康复方案。实践证明，中医综合康复对改善症状、提高癌症患者的生存质量、延缓癌症复发与转移以及延长生命方面有积极意义。

癌症患者的康复应贯穿癌症患者治疗的始终，应从确诊时就开始介入。中医癌症患者的治疗与康复是癌症患者综合治疗的重要组成部分，在不同阶段，发挥不同作用。越早开始中医药治疗，越有利于患者顺利完成西医治疗，也越有利于康复。

中医、西医各有所长。在不同的治疗阶段，根据患者身体情况、癌症情况、病势轻重缓急，可以选择西医治疗为主、中医治疗为辅或中医治疗为主，随访观察。一旦病情出现变化时，应重新评估，选择合适的中西医结合治疗策略。任何放大中医或西医优势，或放大中医或西医劣势的宣传都是不科学的，也不利于患者的治疗与康复，是不负责任的。应从患者的利益出发，采用最佳治疗，帮助患者减轻痛苦，恢复健康，对西医、中医治疗都不应排斥。

50 中医药联合康复疗法的方式和优势

国外的癌症患者康复起步较早，但由于缺少中医药的应用经验和条件，在进行癌症患者康复时，大多选择心理干预、植物疗法（从植物中提取有效成分，制成保健品）、膳食补充剂、有氧运动、瑜伽、芳香疗法等。

在我国癌症患者康复中综合运用中医药治疗（包括口服中药、针灸）、心理干预（包括心理治疗、冥想、音乐治疗等）、传统运动、营养干预等综合方法，为每一位患者提供个体康复指导，采用这种形式为患者做系统的康复培训与指导，在国际上具有一定优势。

（1）中医药联合手术：手术对于大部分早期癌症病灶有根除作用，但是其创伤性较大，并且由于癌症的扩散转移，术后仍需要放、化疗治疗转移以及巩固疗效。晚期癌症的姑息治疗有时需要手术配合放、化疗进行。手术的创伤加上放、化疗的不良反应，在治疗癌症的同时，患者身体受到重创，这就需要中医药的全身调理。术前，以中药扶正气，改善患者的营养状况，增强体质，为手术的进行奠定基础；术后，服用中药调理脾胃，养阴生津，提高生活质量，促进身体的康复。

（2）中医药联合放、化疗：一直以来，放、化疗在癌症治疗方面占据重要地位，但是放、化疗在打击癌症的同时，会影响消化功能，伤脾胃，使患者出现恶心、呕吐的症状，并可以影响气血运行引起头晕、疲倦等，还会造成肝功能损害，使身体的免疫能力下降。放、化疗时应用中医药治疗，可减轻放、化疗的毒副作用，确保放、化疗的顺利进行。中医药可以调节脾胃功能，改善睡眠，增强体力，提高免疫力，从而增强治疗效果。

（3）中医药治疗癌症晚期患者：很多癌症晚期患者，由于脏腑阴阳已经严重失调，进行放、化疗及手术往往会加重失衡，导致不良后果。这时患者只能采用中医药治疗，中医以平衡观点来指导治疗，使患者的机体能够达到一个相对的稳定，进而可以带瘤长期存活。

（4）中医药治疗癌症康复期患者：中医学认为"正不抑邪"是癌症复发、转移的关键。经过放、化疗及手术等治疗后，并不能保证体内癌细胞都被清除，加之治疗后机体免疫能力的减弱，身体内正邪依旧在对峙，如残余的癌细胞致病力胜出，疾病发展，则出现癌症的复发、转移。所以，在癌症患者的康复期，服用中医药扶正祛邪，增强身体免疫能力，抵抗癌症的复发转移，使一些有残存癌症病灶的患者，仍旧可以长期生存，有好的生活质量。

总之中医药治疗应该是"有序治疗"与"整体治疗"兼顾的体现，即根据患者具体情况，采取不同的阶段性治疗策略。中医药治疗癌症和调补身体的优势表现在：①手术后患者由于手术损伤，患者多表现为气血两虚，常出现乏力、自汗、盗汗、腹胀、失眠多梦等症状，利用中医药可以补养气血，减轻手术并发症，利于患者身体较快恢复；②通过中医药扶正祛邪，巩固疗效，可以减少癌症的复发和转移；③在放、化疗期间应用中医药治疗，可以减轻恶心、呕吐、便秘、白细胞减少、贫血、失眠、疼痛、口干等放、化疗带来的副作用；④晚期或病灶不适合手术或放、化疗治疗的患者应用中医药治疗可以控制肿瘤生长，减轻症状，提高生活质量，延长生存期。

图书在版编目（CIP）数据

癌症面面观/万鸿尧主编. —上海：复旦大学出版社,2017.7(2017.12 重印)
（洛伊克巴德年轻化产业集团科普丛书）
ISBN 978-7-309-12976-2

Ⅰ. 癌… Ⅱ. 万… Ⅲ. 癌-防治 Ⅳ. R73

中国版本图书馆 CIP 数据核字（2017）第 109015 号

癌症面面观

万鸿尧 主编

责任编辑/肖 芬

复旦大学出版社有限公司出版发行
上海市国权路 579 号 邮编：200433
网址：fupnet@ fudanpress.com http://www.fudanpress.com
门市零售：86-21-65642857 团体订购：86-21-65118853
外埠邮购：86-21-65109143 出版部电话：86-21-65642845
常熟市华顺印刷有限公司

开本 787×960 1/16 印张 14.25 字数 187 千
2017 年 12 月第 1 版第 2 次印刷

ISBN 978-7-309-12976-2/R·1617
定价：50.00 元

如有印装质量问题,请向复旦大学出版社有限公司出版部调换。
版权所有 侵权必究